ピンチをチャンスに変える
珠玉の贈り物

Dr.サトーの

糖尿病療養指導

心得7ヶ条

夕陽ヶ丘 佐藤クリニック 院長
佐藤利彦 著

MC メディカ出版

はじめに

「ピンチはチャンス」から「お悩み相談」へ

糖尿病治療には専門性の高いスタッフが必要

　1980年代から1990年代にかけ、わが国において糖尿病患者数が激増し、糖尿病がいわゆる「国民病」といわれるようになって久しいのですが、その後2000年代になってもアフリカや東アジアを中心に患者数の激増は持続し、今や糖尿病は罹患率、死亡率の高い感染症に匹敵するほど世界中の脅威となっています。

　患者数増加の要因は、個々の国々、地域でさまざまですが、その大きな要因の一つに社会的、経済的変化に基づく生活環境、生活習慣の急激な変化があげられます。それより以前から、糖尿病の治療の基本はインスリン注射を含めた薬物療法に加え、これらの生活習慣に介入する食事療法、運動療法が必須とされています。そしてそのためには医師以外の管理栄養士、看護師をはじめとした多職種のチーム医療が推奨・実践されてきました。

　そのようななかで、医療従事者の幅広い糖尿病の専門知識、技術を認定する制度が、1986年ごろからアメリカやオーストラリアなどで始まりました。日本でも2001年に日本糖尿病療養指導士認定機構による日本糖尿病療養指導士（certified diabetes educator of Japan；CDEJ）の資格認定制度が開始されました。2018年の時点で、日本糖尿病学会の糖尿病専門医数約5,000人あまりに対し、CDEJの数は19,000人を超えています。さらに各都道府県では日本糖尿病協会を中心に地域糖尿病療養指導士制度が発足し、その裾野はますます広がってきています。

　このような糖尿病の診療にかかわる専門性の高い医療従事者の裾野の広がりは、その必要性が患者さんに接する実地臨床の現場から自然と湧き上がっ

てきたものです。また認定制度にしても、日本でも欧米でも「はじめに制度ありき」ではなく、あとになって制度として認められたのが特徴です。

筆者と『糖尿病ケア』誌のかかわり

そのようななか、2004年1月に、メディカ出版は当時としては比較的斬新な発想で、糖尿病療養指導の専門誌『糖尿病ケア』誌を発刊しました。同誌は従来の疾患単位の病態解説、あるいは特定の職種対象の技術解説書にとどまるのではなく、医師から各職種の糖尿病療養指導士、さらには初心者から熟練者までの幅広い対象に向けて、まさに糖尿病診療の実地臨床の現場（今でいうリアルワールド）に有用な情報、最新の情報をしかも継続的に発信・提供することを基本理念に掲げていました。

創刊当時から編集委員は看護師、管理栄養士、理学療法士、薬剤師、医師から構成されており、その基本理念は今日まで脈々と貫かれています。今や、糖尿病の実地臨床現場での必携の書となっているといっても過言ではありません。

筆者も創刊時から、当時の編集委員長の安酸史子先生に声をかけていただき、企画の一部に携わりつつ、約6年にわたり「療養指導はピンチがチャンス チャンスがピンチ」（2004～2007年）、「Dr. サトーがアドバイス！ 療養指導おなやみ解決塾」（2008～2010年）の2つの連載を担当していました。

連載の書籍化にあたって

以前にも「これら延べ70回以上の連載をまとめて読めるように、総集編を作成しては」という話をいただいたことはありました。しかし連載当時はあまり計画性もなく、ただただ、そのときそのときに伝えたいことのみを乱文で記しただけですので、ふたたび読者の目に晒すのはまさに汗顔の至りという思いが強く、固辞していました。

今回、改めて書籍化の話をいただきましたが、昨今のエンパワメント、コーチングを含めたすばらしい糖尿病療養指導のテキストが多数発刊されてい

る現状を鑑み、当初は「何を今さら」という思いのほうが強く感じられました。しかし一方では、今の成書、テキストがあまりに完成され、わかりやすく、よくできていることに関して、少し危惧を感じていたのも事実でした。それは「現場の皆さんが多くの本を読んで勉強し実践したとき、うまくいけばよいが、うまくいかなかったときにどう感じているのだろうか？ 落ち込んではいないだろうか？ 次に向かってつねに前向きに仕事ができているだろうか？」という疑問があったのです。

　もともと、筆者の連載は学術的な理論、スキルやテクニック、アプローチ法を伝授する教科書ではありません。自分自身、自分たちのチームの失敗体験を基にした失敗例集です。失敗経験が自分たちを育て、成長させてくれたことから、読者の皆さんと共有できればと思い、伝えてきました。

　「野球入門」「スケート入門」の本を何冊読んでも、技術が向上するとはかぎりません。練習、失敗、成功体験を積み重ねることでレベルアップが可能です。今振り返ると、筆者の連載の根底にあったのはその経験を積み上げるための心構えであったり、スタンスの原理原則であったと思います。

　そこで今回、書籍化の企画を受けるに際し、出版社に無理をお願いして以下の事項の許可をいただきました。

1. 基礎編として全体の根底に共通する伝えたい、あるいは伝えるべき項目を、7ヶ条として追記すること。

2. 応用編（本書における第1章から第7章）として過去の連載記事を掲載するにあたり、重複を避け、今の時代にそぐわないものは削除すること。

3. 一部の不足した項目、現在の診療に即した新たな項目に関して加筆、修正を行うこと。

　この結果、過去の連載の単なる集約本の域を少し超えているとは思いますが、新たな読者にも読んでもらいやすいように、また筆者の伝えきれなかった内容も存分に伝えられるようになりました。まず、基礎編をすべて読んでいただき、応用編はそのときどきに活用してください。

Contents

はじめに 「ピンチはチャンス」から「お悩み相談」へ 2

基礎編 療養指導克服の心得7ヶ条 7

応用編
第1章 療養指導を始めた時期のピンチと悩み 21

第2章 療養指導に慣れたころのピンチと悩み 35

第3章 いつまでも難しい療養指導の
ピンチと悩み 61

第4章 さらに前を目指すときの療養指導の
ピンチと悩み 93

第5章 各療法指導時のピンチと悩み 127

第6章 インスリン療法指導時のピンチと悩み 147

第7章 Dr.サトーの最近のピンチと悩み 179

おわりに Dr. サトーからのプレゼント
ピンチをチャンスに変える心得7ヶ条 225

Index 230
著者紹介 231

基礎編

療養指導
克服の
心得7ヶ条

はじめに

　糖尿病という病気はその病因、病態が多様です。そのうえ糖尿病をもつ患者さんの性格、心理的背景、社会的背景、環境要因なども多種多様・千差万別であることから、個々の患者さんに応じた適切な糖尿病の療養指導を実施するには、かぎりなく多くの情報と、臨機応変に対応するためのいくつものスキルが必要となってきます。

　しかしほとんどのスタッフは、初めから十分な情報を得ているわけではなく、熟練したスキルを有しているわけでもありません。ある程度の情報とある程度のスキルで臨床現場での療養指導に臨み、失敗と成功をくり返しながら情報とスキルの経験値を上げていくことになります。そのときに「失敗と成功をどう捉えるか」「そこから情報とスキルをどのように得て、どのように自身の経験値に結びつけていくのか」には、いくつかの心構えが必要です。

　そこで、まずは基礎編として「療養指導克服の心得7ヶ条」を述べます。これらは「これから療養指導を始めるとき」「指導に慣れたころ」「指導で壁にぶち当たったとき」「さらなる目標に向かってレベルアップするとき」など、療養指導の臨床現場にかかわっているときには、つねに根底にもっていてほしい心得です。医師、看護師、薬剤師、管理栄養士などの職種にかかわらず、すべての職種に共通の心得です。

　基礎編は、建物やお城の建築でいう土台づくりと考えてください。しっかりした土台をつくることで、はじめてその上に立派な建造物を築くことができます。少しの揺さぶりで崩れるような土台では、その上に積み重ねたものもすぐにグラつき、崩れ落ちてしまいます。まずは、基礎編の7ヶ条の心得を心の奥に留めおき、実際の臨床現場で種々の問題に遭遇したときに、7ヶ条の一つひとつが示すものを反芻して思い起こしてみてください。するとその直面した問題点が、かえって自身のさまざまな経験値として積み重ねられていく実感が得られるはずです。その積み重ねが自信となり、基礎となる土台の上にさらなる大きな、頑強な建造物ができあがることに繋がります。

療養指導克服の心得7ヶ条

1. 失敗のない成功はなし
   〜ピンチも、またよしと考えるべし〜
2. 答えは現場にあり
   〜患者さんから学び、患者さんとともに歩む〜
3. 温故知新
   〜旧来の慣習、慣行に学び、かつその殻を打ち破る〜
4. One for All, All for One
   〜気心の知れたチームづくりを〜
5. 急がば回れ
   〜ときには一服して待つ〜
6. 備えよ、つねに
   〜日頃からなすべきことをなし、また自らの力量を磨く〜
7. 初心忘るべからず
   〜最初の志を堅持する〜

1. 失敗のない成功はなし
〜ピンチも、またよしと考えるべし〜

失敗を恐れず、その先にある成功を掴め

　「さあ、これから療養指導の心得を取得しよう」と意気込んで臨まれた皆さんにはたいへん申し訳ないのですが、まず最初に伝えたいのは失敗を前提とした心得です。

　もちろん、失敗しないに越したことはありませんし、そのためにいろいろな知識やスキルを習得しようとしている人が多いのは事実です。しかし、失敗にこそ学ぶべきことがたくさんあります。うまくいったと思う事例にも、次にはもっとうまくできる指導のヒントが隠れていますが、失敗の事例には

さらに多くのヒントがひそんでいます。要は、いかにうまく失敗し、いかにうまくその失敗を乗り越え、いかに多くのことを学べるかという姿勢が大事です。

　私の実家は柔道の町道場ですが、新入門の門下生に最初に教えるのは「受け身（倒され方、投げられ方）」です。受け身が確実にできるようになって、はじめて投げ方、攻め方を学びます。いかにケガをしないようにうまく投げられるかが、その後の上達に大きくかかわってきます。フィギュアスケートで転倒しない選手はいませんし、ほかのスポーツや競技でも一度も負けない選手はいません。むしろそういった失敗を乗り越えることで、さらなる成功を収めています。

指導の成果を評価しつつ改善点を考えることが重要

　もちろん、糖尿病の療養指導は患者さんに対する医療行為ですから、取り返しのつかない失敗は許されませんし、失敗したときに傷つくのは医療従事者より患者さんですから、よい成果を上げようと必死になるのは当たり前です。しかし、ここでいう「失敗を前提に」というのは、「必死になったからといって、必ずしもよい結果が出るとはかぎらない」というスタンスであり、一歩下がってつねに冷静に、客観的に指導を捉える姿勢です。各職種共通ですが、療養指導を行うときに、単にテキストどおり、マニュアルどおりに進めるのではなく、並行してつねにその指導の成果を評価し、どこかに失敗はないか、改善点はないかを考えながら指導することが重要です。

　名将、知将といわれたプロ野球の野村克也元監督が、負け試合での報道陣のインタビューで、「勝ちに不思議の勝ちあり、負けに不思議の負けなし」という名言を「つぶやいて」います（もともとは江戸時代後期の平戸藩主で剣術家の松浦静山氏の剣術書の言葉らしいのですが）。これはいくら正攻法、正しい方法で指導してもうまくいかないことがあり、そのときにはどこかにその要因がかならず潜んでいるという戒めです。つまり、負け試合からこそ次に活かせるなにかを学ぶことができ、そのことに気づく姿勢がなにより大切なのです。

2. 答えは現場にあり
～患者さんから学び、患者さんとともに歩む～

次々に登場する新しい情報

　ここ10年来、糖尿病に関するガイドラインが、科学的根拠に基づいた新知見をもとにどんどん改変されています。毎年のように指導書やマニュアル本を買いかえないとついていけないことに焦りすら感じます。また、糖尿病の薬物治療におけるパラダイムシフトともいえる新薬も次々に登場しています。ますます治療法が多様化するなかで、それらの新知見の内容を理解し、新しい情報についていくことだけでも大変なうえに、それを患者さんに伝え指導するとなると、さらにたいへんな労力が必要です。薬物療法だけでなく、糖尿病の療養指導に関しても、表に示すような教育学的、心理学的な理論やアプローチ法が登場し、その有用性が臨床現場で次々に実証されつつあります。

表 糖尿病の療養指導に有用な教育学的・心理学的アプローチ

1. 糖尿病の受容過程（例：キュブラー・ロス類似モデル等）
2. 内的外的要因の処理努力（Coping）
3. 情緒・物質・情報の支援（Social support）
4. 認識の再構成、行動修正、社会的支援、リラックス訓練（Stress management）
5. 問題解決の主体は誰か（Health locus of control）
6. 予防行動の重大性・有益性の認識（Health belief model）
7. 自己効力の大きさ・強さ・一般性（Self-efficacy）
8. エンパワメントサポート（援助法）

糖尿病療養指導の原点は患者さんから学べ

　これだけ学習すべき内容が次々に登場すると、「これらの理論やアプローチ法を習得していないと、療養指導ができないのではないか」という切迫感、緊迫感をもっている人も少なくないでしょう。そのためにテキストを読んだり講演会・学会に参加したりすることに時間を取られ、神経を費やし、結局は患者さんと接する時間がかえって少なくなることもありえます。

　もちろん、このような知識を理解し、身につけることが非常に重要である

のはいうまでもありません。しかし残念なことに、知識ばかりを詰めこみすぎると知識が単なる小手先のスキルに終わってしまい、そのスキルを駆使して患者さんを自分のテキストの枠のなかへはめこもうとする傾向が生じてしまいがちです。

　ここで大事なことは、療養指導の原点は、教科書やマニュアルから知識を学ぶのではなく、あくまでも患者さんから学ぶという姿勢であることです。いかに最新のテキストであっても、そこに書かれてある内容はすでにすべて過去の内容で、読み終わった時点で皆さんのなかのもっとも古いテキストと考えてください。そのテキストに目の前の患者さんから学んだことを付け加えます。どこがテキストどおりで、どこが違うのかを評価し、書き加え、書きかえることで、より最新のテキストができあがるのです。次々と出会う患者さんからどんどん学ぶことがありますし、同じ患者さんからでも、時間の経過とともに新たな知識と経験がますます得られます。

　前述の種々の教育学的理論や心理学的理論にしても、まず熟読してから患者さんに接するというよりも、患者さんから学んでいく過程で、それぞれの理論が活かされていくのです。「はじめに知識、スキルありき」ではなく「はじめに患者さんありき」で、「その患者さんから学ぶために必要な知識、スキルを既存のテキストから吸収する」という姿勢が重要です。

3. 温故知新　〜旧来の慣習、慣行に学び、かつその殻を打ち破る〜

独りよがりの指導にならないために

　「患者さんから学ぶ」というのはつねに臨床現場での基本姿勢であり、重要であることは先に述べました。次に重要なのは、「故きを温ね、新しきを知る（温故知新）」の姿勢です。いくら患者さんから学び、患者さんとともに歩もうとしても、自分一人で学習するには限界があります。ややもすれば、自分の経験と知識を過大評価しすぎて独りよがりの指導にたどりつき、しかも自

身がその独断と指導の歪みに気づかないことが往々にしてあります。

　そこで、自身が新しい知見を得て新しいことにチャレンジし、行動を起こす際には、まず故きを温ねてみてください。先人とまではいかないまでも、先輩たちが同じような患者さんに接し、同じように悩み、同じように考え抜いていった道標が、かならずあるはずです。それを十分に理解したうえで指導を実施することで、初めて「知新（新しきを知る）」ができます。

エンパワメントサポートを含めてバージョンアップ

　皆さんがよく知っているエンパワメントサポート（援助法）も、昔から確立され、誰もが行ってきた手法ではありません。欧米の先輩たちが実際の臨床現場で壁にぶつかり、悩んだ結果に考え出されたアプローチの一つです。

　従来は医療者側が方針決定の主導権を握る方法でした。エンパワメントサポートは治療上の種々の選択を患者さん側に委ね、その患者さんの内なる能力を引き出し、成果を上げるようにサポートするという、当時としては斬新な考え方です。もちろん当初は反対意見も少なからずありました。しかし20年くらい前からは、各施設で良好なアウトカムが得られたという報告が出され、その有用性が実証されることで、今では広く世界中に定着している手法です。

　皆さんは、この手法を一つの完成されたスキルとして形だけまねるのではなく、先輩たちのぶち当たった壁、悩みを理解したうえで、日本人の、皆さんの前の、今向かい合っている患者さんに、つねに自分で工夫して指導してみてください。そうすることで、皆さんの中にさらにバージョンアップした新しい「エンパワメントサポート」が生まれます。つまり「新しきを知る」ことができるはずです。

4. One for All, All for One
〜気心の知れたチームづくりを〜

糖尿病の療養指導におけるチームプレー

　これは、ラグビーのチームプレーの精神を表す言葉として広く知られてい

基礎編

療養指導克服の心得7ヶ条

ます。一人ひとりのプレーはチームのすべての人のために、チームのすべての人のプレーは一つの目的のためにあるという解釈です。

一つの球を扱う団体球技のなかで、1チーム15人ともっとも人数の多いのがラグビーです。ほとんどの球技が接触プレーを反則として扱うなか、ラグビーはスクラムあり、タックルありの格闘技に近い要素も含んでおり、ケガも多い荒っぽいスポーツです。しかも、ポジションによる役割分担はある程度ありますが、原則的にはつねに全員攻撃、全員守備のスポーツです。グランド内では、攻撃時にしろ守備時にしろ、ボールに触れているのはつねに一人ですが、その瞬間にほかの全員がその一人のために動き、ボールを持った人はチーム全員の動きのなかでベストプレーを選択し展開していきます。

その際によく勘違いされるのは、「チームプレーとは、チームのために全員が自分を犠牲にし、チーム全体が一丸となって同じ目標（チームの勝利）に向かって突き進むこと。個人の責任は問わずに責任は全員で背負い、また得た勝利の喜びも全員で分かち合う」という考え方です。一見、説得力があり理にかなっているようですが、これはどちらかというと日本式（？）の「集団の統率のためには、ときには滅私奉公（自分を犠牲にして、公に奉ずる）の精神で、全体の利を優先する」という考え方です。

しかし、ラグビーをはじめとした団体競技のスポーツの世界や、当然糖尿病診療のチーム医療の現場では、必ずしも当てはまりません。つまり本来のチームプレーとは、一人ひとりの個人が自分を犠牲にし抑えるのではなく、まず自分の役割を責任もって果たし、全員がその責務を果たしたうえで、より大きな成果をチームとして勝ち取るという考えです。

主体性と協調性をもったメンバーを集めよう

古来中国の『論語』のなかに「君子は和して同ぜず、小人は同じて和せず」という言葉があります。「和して同ぜず」とは協調はするが主体性は失わずむやみに同調しないことであり、「同じて和せず」はたやすく同調はするが心から親しくなることはないという意味です。

糖尿病療養指導のチームに必要なのは、君子ではないにしろ「和して同ぜ

ず」の行動ができる人です。つまり、一人ひとりが自分の役割、自分の責務を理解したうえで、協調作業をためらわず行えるチームです。そのためにはまず自分自身の主体性を確立し、そこへつねに協調でき、かつ主体性をもったスタッフが集える環境をつくることです。もちろんいまだ自身の主体性が完成されていなくても、発展途上であるという自覚があれば構いません。またチームのメンバーも、すでに完成された人でなくても、糖尿病患者さんへの療養指導で同じ志、同じ思いで、少なくとも前向きに歩んでいる人なら、どんどんチームに引き入れていきましょう。

　一人でできる指導には限界があり、ときに誤った方向へ向くことがありますが、気心の知れたチームをつくっておくと、一人ひとりではできない、より大きな力が蓄えられていきます。「糖尿病診療に名医はいないが、名チームはある」、これも大切で重要な心得の一つと考えてください。

5. 急がば回れ　　〜ときには一服して待つ〜

回り道ってどんな道？

　これも古くから使われていることわざです。「急ぐからといって慣れない近道を選んでしまうと、かえって遅くなってしまうことがあるので、急ぐときこそ本来の行き慣れた道を選びましょう」という意味です。よく「回り道を選ぶほうがよい」とか「ゆっくり行くほうがよい」という意味で使われますが、ここでいう回り道は「遠回りする」という意味ではなく「本道で経験のある確実な道」、逆に近道は「時間的には早いかもしれないが、かえって危険を伴い、時間がかかる可能性のある不確実性のある道」の意味です。

　世の中全体が時間に追われ、利便性、効率性が優先される時代になってきていますが、そのなかでスタッフも患者さんも、ついつい目先の利益やアウトカムに捉われて、近道を選びがちです。糖尿病は経過の長い、完治することのない病気ですので、患者さんは終生付き合っていかなければなりません。一方、療養指導に携わったスタッフは、ある時点から患者さんの糖尿病を抱

えた人生にかかわり寄り添っていくわけですが、ついついせっかちに、つねになんらかの介入をしてしまいがちです。

　しかし、本当に近道を選んでよいのでしょうか？　本来の糖尿病の療養の目的はなんなのでしょうか？　ときには立ち止まって、一度よく考えることも大切なのではないでしょうか？

糖尿病療養の本来の目的を見失わないために

　短期間でできる生活習慣の改善や、短期間の検査結果の改善は、目的達成のための手段・指標であって決して目的ではありません。治療の目的とは、治療したその先にある、個々の患者さんの抱いている目標であり、願望です。それがなんなのかは個々の患者さんで異なっており、患者さん自身に聞いてみないとわかりませんし、ときには患者さん自身も見失っていてわかっていないことがあります。

　そこで、ここは急がば回れの精神で、本来の王道、正攻法を踏み外さずに進む気持ちを思い起こしてください。王道とは、つまりなんのために糖尿病の療養をしているのかを見失わず、そこに繋がっている道です。

　「ときには一服して待つ」というのは、糖尿病に関する指導を一度休んででも、患者さんとともに、目標・目的について話し合う時間をもってほしいということです。このときに、スタッフ側は情報、時間、場所は提供しますが、あくまでも考え、語るのは患者さん自身にしてもらうよう心がけましょう。キャンパスに絵を描くとき、隙間なく筆を入れ、絵の具を幾重にも塗り重ねるのも作品ですが、実はなにも描いていない空白部分というのを残すのも、絵の構成として非常に重要な場合もあります。指導という形でなにもしない時間があっても構いません。

　できるだけ早い時期に、あるいは療養指導の途中や行き詰まったときに、「急がば回れ」の精神で、たとえ立ち止まってでも本来の進むべき王道について見直し、近道に惑わされないことが、長い、終生続く糖尿病の療養生活の指導で、肝に銘じておいてほしい重要な心得の一つです。

6. 備えよ、つねに
〜日頃からなすべきことをなし、また自らの力量を磨く〜

糖尿病の療養指導における「備え」

　聞き慣れない人も多いかもしれませんが、この言葉はボーイスカウトの標語「Be prepared」の日本語訳です。中国の古典のなかに「備えあれば憂いなし」という言葉がありますが、これは常日頃からやるべきことをやり、準備をしておけば、有事になっても慌てることなく心配する（憂うる）必要はないという意味で、これも療養指導上必要な心構えではあります。しかし、ここで心得として掲げた「備えよ、つねに」は、ボーイスカウトの誓い・掟を実践するうえで、人に役立てるように「心の備え」「技の備え」「体の備え」の3つをつねに心がけることで、より具体的といえます。

　臨床現場で実際に指導に携わっているときでも、オフのときでも、つねに想定内、想定外のことに対して自身の気持ちとスキルと体調を整え、備えておきましょう。具体的には、自身の経験した患者さんから学ぶ以外に、ほかのスタッフから学び、他施設のスタッフから学び、より多くの患者さんの情報を共有すること、そしてその情報をつねに引き出せる状態でインプットしておくことです。

本来あるべきEBM

　1990年代後半から、医学のあらゆる分野で「科学的根拠に基づいた医学（evidence based medicine；EBM）」が提唱され、種々のガイドラインに利用され、さらには広く臨床現場に適用されてきています。もちろん医学が科学的根拠に基づくのは当然で、個人の経験や勘を重視する医学にも科学的な根拠は必要です。ただ、このとき提唱されたEBMの「科学的な根拠」の大部分が、実は「統計学的根拠」に置き換えられているのも事実です。

　最近では、ある種のEBMのデータと実臨床とのあいだに違和感があるとのことで、EBMに対して「リアルワールドの臨床」なる言葉も登場してきまし

た。しかし、科学的根拠にリアルワールドも、バーチャルワールドも、統計学的ワールドもあってはならないはずです。

　もともとEBMを提唱したSackettらは「EBMとは個々の患者の問題点に対し、各医師の専門的技能と、利用可能な最良の医学的エビデンスを併せて適用しようとする医療」としており、「EBMは料理本医療ではない」「文献から得られたエビデンスは情報を与えるが、個々の医師の専門的技能に代わるものではない。その情報が特定の患者に当てはまるかどうかの判断は医師の専門的能力にかかっている」と定義しています。また「EBMは決してランダム化された臨床試験やメタアナリシスに限定されるものではない」[1]ともいっており、個々の医師の専門的医療と多くの医学的エビデンスの情報が、お互い相反するものではなく、融合して適用することこそ本来あるべきEBMといえます。

スキルアップのために有用な情報収集

　ここで重要なのが、個々の医師の専門的技能をどのようにスキルアップするかですが、これは糖尿病療養指導チームのほかのスタッフも同様ですが、やはり臨床現場からの肌理の細かい情報収集、科学的にいうと観察研究がもっとも有用です。単にガイドラインやマニュアルに沿った指導をするのではなく、どのような内容（structure）を、どのように伝え（process）、どのような結果（outcome）が得られたか、一例一例をていねいに観察し、評価する習慣をつけましょう。「備えよ、つねに」とはこの専門的技能を高めることを意識し、つねに自らの力量を磨くべく、日頃から備えておくことです。

7. 初心忘るべからず
　　〜最初の志を堅持する〜

知っておきたい糖尿病療養指導の目的

　糖尿病は経過の長い病気で、患者さんは終生療養が必要です。糖尿病療養指導のチームはその経過のどこかでかかわり、寄り添ったり、あるいは入院などでその人の人生のある断面にだけかかわったりします。

患者さんが、その長い療養生活のなかで、ときには壁にぶつかり、挫折し、目標・目的を見失ってしまう姿に遭遇することも少なくありません。またスタッフも同様で、当初は志高く療養指導に臨み、成功と失敗をくり返しつつ成長していきますが、ときには挫折し、ときには燃え尽き、患者さんと同じように目標・目的を見失ってしまうことも残念ながら往々にして見受けられます。

　「5. 急がば回れ」（15ページ）でも述べたように、ときには患者さんと本来の目的、短期的な目的だけでなく、長期的な目的についても話し合う時間をもつことが重要です。患者さんが「なんのために糖尿病の療養をやるのか」と問いかけるのと同じように、スタッフ自身も「なんのために療養指導をやっているのか」を問いかけることが必要です。

医療に必要な知識・テクニック・ヒューマニティ

　糖尿病にかぎらず、医療の現場では医学的・科学的知識と、それを実践するテクニック・スキルと、なによりもその根底にあるヒューマニティの3つが必要です。ヒューマニティとは漠然としていますが、私の理解は人間らしさであり、愛情であり、優しさです。この3つがバランスよく大きくなり、ハーモニーを醸し出す状態が医療者としての理想的な状態と考えています。

　最近は知識だけ、あるいは知識とスキルだけ大きくなってしまう傾向があり、その分、それに見合うヒューマニティが相対的に小さくなりがちです。実際には、スタッフがヒューマニティを失っていないと思っていても、知識とテクニックが前面に出てしまうと、患者さんから見るとどうしてもヒューマニティを小さく感じてしまいます。結局は「正しいけれども優しくはない」指導になってしまいかねません。

人工知能に負けないためにもハーモニーを成長させよう

　昨今の人工知能の進化をみると、医療の診断や治療の分野でもどんどん人工知能に置き換わっていく時代がすぐそこまで来ています。「生命、健康に関する医療を機械に任せるなんて」という考えは、もはや時代遅れで通用しません。

飛行機に搭乗したとき、「乗客の皆さん、当機は機長と副操縦士の2人が徹夜で、一生懸命操縦しますので、安心してください」とアナウンスされて安心する乗客はまずいないでしょう。医療分野でも同様で、診断・治療方針決定の段階のみならず、ロボット手術を含めた治療の段階、つまり先程の知識とテクニック・スキルではもはや人工知能のほうがはるかに勝っている、あるいは近い将来そうなってしまう可能性に疑いの余地はありません。

そのときに人工知能に負けない部分があるとすれば、やはりヒューマニティの分野です。「初心を忘れず」とは、自身の知識・スキルの成長のみに捉われず、それに応じたより大きなヒューマニティの成長を心がけること、つまり新人のときにもっていた熱い志をつねに忘れず、人工知能に使われるスタッフではなく、人工知能を使いこなし絶妙のハーモニーを醸し出す療養指導を心がけてください。

＊　　　＊　　　＊　　　＊

次のページから始まる応用編では、過去の『糖尿病ケア』誌連載「療養指導はピンチがチャンス チャンスがピンチ」「Dr. サトーがアドバイス！ 療養指導おなやみ解決塾」の掲載記事を編集していますが、実際の臨床現場で使いやすいよう、連載順ではなく、基本形をQ＆A形式にしています。第1章から順番に読む必要はなく、職種、経験年数や熟練度、指導の内容に応じて、そのときどきに必要な項目を選んで読んでほしいと思います。また、できるだけ原文を活かしつつ、最小限の追加、割愛で再編集しましたが、項目単位で読んでも理解しやすいように、各章で多少の重複は残しています。

全体を通じて、基礎編の7ヶ条がつねに根底を流れていますので、思い起こしながら読んでもらえれば、より理解できると思います。

〈引用・参考文献〉
1）Sackett, DL. et al. Evidence based medicine : what it is and what it isn't. BMJ. 312（7023), 1996, 71-2.

応用編　第**1**章

療養指導を
始めた時期の
ピンチと悩み

> **Q1** 初診の患者さんから情報をとるとき、できるだけ傾聴するように心がけているのですが、話が脱線して時間がかかるわりには十分な情報が得られないことが多いです。うまく情報を引き出すコツはないでしょうか？

> **A1** 初診を制する者は
> その後の療養指導を制す！

初診時のやりとりがその後の療養に大きく影響

　療養指導の最初に、患者さんの情報をできるだけ多くとっておくことは非常に重要です。また、初診時の患者さんとのやりとりの巧拙がその後の療養指導の受け入れに大きく影響することも多く、つねに「初診を制する者は、その後の療養指導を制す」という気持ちで臨む必要があります。

　しかし、こちらの知りたい情報から脱線して、延々と自分の思いを訴えつづける患者さんも多いです。時間にゆとりがあるときはよいのですが、忙しい業務のなかでは、チラッチラッと時計を見ながら、ときにはいらだたしく感じた経験があるスタッフも少なくないと思います。ただ、そのときのスタッフの困った表情は、本人は気づいていませんが、きっと患者さんからは見えているはずです。そうするとせっかくそれまで長々と聴いていた行為について、かえって患者さんに「申し訳ない」という気持ちをもたせてしまうことにもなりかねません。

客観的情報はそのまま記録として使う

　質問の「かぎられた時間で情報をうまく引き出すコツ」ですが、初診時の応対の目的を整理して考えてみましょう。初診時にやるべきことには、情報

の収集以外に「スタッフが患者さんを理解すること」「患者さんにスタッフを理解してもらうこと」が含まれています。また、収集する情報には客観的情報と、患者さんの主観的情報があります。

　ここでのポイントは、「患者さんは客観的情報を主観的に話すことが多い」という点を、まず理解しておくことです。そこで客観的情報はできるだけ問診表などを工夫し、そのまま記録として使えるようにしましょう。ただし、この記入された情報のなかにも、たとえば家族歴や既往歴、家族構成など、患者さんが語りたい物語がけっこうありますので、問診表を手元に置きながら、なにをもっとも語りたいのかを傾聴しましょう。この作業は「お互いを理解しあう作業」と考えればそんなに苦痛にはならないはずで、かえって患者さんの素顔が見えて楽しいものです。

復唱するは、われにあり

　次に主観的情報の傾聴です。糖尿病に関して、今までの治療や生活に関して、これからの生活に関しての気持ちを聞くわけですが、ここでのポイントは、傾聴とは患者さんの話をただただ聴くだけではなく、患者さんが本当に話したい内容を聴くという点です。患者さん自身、いつも自分の心を整理して人に話しているわけではありません。本当に話したいことについてうまく話せず脱線したり、ときには自分でも何を話したいのか気づいていなかったりすることもよくあります。

　このとき、コツの一つとして患者さんの言葉を復唱するという方法を一度試してみてください。つまり、患者さんが話した言葉の一部をそのままくり返して確認をとるという会話で、以下のような要領です。

　患者さん「最初に糖尿病といわれたときには本当にショックでした」

　スタッフ「最初は、本当にショックだと思われたのですね」

　患者さんからすると、自分の口から出た言葉がもう一度跳ね返ってくるので、「相手が自分の話を聞いてくれている」という実感があります。さらには、復唱されることで脱線していたら自分でも無駄な話だったと気づくよう

第1章　療養指導を始めた時期のピンチと悩み

になり、自分の話す言葉を選びながら、話したいことを考えて話すようになってきます。

　次のポイントは、2つの問いかけの言葉を覚えておいて、会話でかならず使うことです。

「今日、いちばん話しておきたいことはなんですか？」

「ほかに話しておきたいことはありませんか？」

　これで、きっとあなたも明日から問診上手の糖尿病療養指導士です。最後の仕上げに「もし話したいことがあれば、いつでも声をかけてください」と一言加え、笑顔で聞きとりを終了しましょう。

> **Q2** 先月初診の70歳の女性患者さんが、体重減少があり受診したところ、HbA1cが11％と高く、はじめて糖尿病の診断を受けました。主治医から合併症の説明を受け、治療のためにスルホニル尿素薬を投与されました。さらに、がんの可能性があると説明を受けていくつかの検査を予約しましたが、次の検査日には来ませんでした。主治医はきちんと説明していたように思いますが、どこがいけなかったのでしょうか？

> **A2** 最初に医師は患者さんと治療契約を結び、スタッフはその契約を取りもつ通訳も兼ねるべし！

いけないところはないけれど……

　日常の診療でよくみられる光景かもしれません。高齢の体重減少を伴う糖尿病患者さんでは悪性腫瘍の合併が多いというのを知っているところをみる

と、主治医はおそらく糖尿病に関する知識もかなりもっているのだと思います。さらに初診時に的確な合併症の説明を行い、動機づけを行ってから治療を開始しているところをみると、糖尿病専門医かもしれません。

このやりとりに対し、「どこがいけなかったのでしょうか？」と聞かれたら、「どこにもいけないところはありません」と答えるしかありません。しかし、結果として患者さんは予約した検査日には来ませんでしたし、同じような患者さんがほかにもいるのも事実です。そこで、このような患者さんが初診のあとに逃げ出さないような工夫を考えてみましょう。

対策は患者視点に立って考えること

まず、患者さんの視点で考えてみましょう。体重減少があり心配で病院を受診したら、いきなり糖尿病の診断を受け、合併症の話を聞かされ、薬を投与されたわけです。はじめての治療ですから、おそらく薬の服薬指導でも低血糖に注意することや副作用について、いろいろと説明されたことでしょう。

さらに追い討ちをかけるように、「がんの可能性もある」と宣告され、今まで受けたこともない検査の説明をたくさん聞いて帰宅しました。ここまでは質問された看護師も目撃しています。さて、この患者さんは家で家族や友人に、どのように話しているでしょうか。

「体重が減って心配なので、今日、病院へ行ったら、糖尿病だといわれて薬を出してもらったの。がんの可能性もあるって検査をすすめられたの。本当に病院へ行ってよかったわ。これで、あとは病院に任せておけば安心だわ」このように話している人は、きっとその後も検査を受け、定期的に外来にも通院するでしょう。しかし、以下のように話す人はどうでしょうか。

「体重減少があって、今日、病院へ行ったら、いきなりがんの疑いがあるからって検査をするようにいわれたの。自分では痛いところもないし、食事もおいしく食べているのに……。しかも、糖尿病だといって、いきなり低血糖を起こすかもしれないきつい薬を飲むようにいわれたの。あの病院で大丈夫かしら？」このように話す人は、おそらく友人のすすめる違う病院へ行って

しまうか、自己流に判断して「もう少しこのままなにもせずに様子をみよう」となっているかもしれません。この2つの選択の分かれ道は、患者さん側の問題かもしれませんが、医療者側にも問題がないわけではありません。

このようなケースにおける医療者側の問題

医療者側の問題は、初診時においてもっとも大事なポイントである「患者さんと治療契約を結ぶ」という作業を忘れている点です。主治医は、多くの患者さんは、当然、引きつづき通院するものと思って診療しています。しかし初診の患者さんは、必ずしも通院を決めているわけではありません。

糖尿病の専門スタッフにとって当然である「糖尿病」「合併症」「HbA1c」「低血糖」「がんの合併」などという言葉や事実は、初診の患者さんにとってはすべて初耳の、別世界の出来事です。海外旅行へ行き現地の人から英語や現地の言語でペラペラ説明されているときに、なんとなく理解したふりをしてニコニコしながら頷いている姿を思い浮かべてください。それと同じです。初診のときには、主治医の説明のあと、かならずスタッフが通訳となって「主治医と同じ言語」ではなく「患者さんの言語」で説明してあげてください。

そして、主治医は検査や治療を始める前に、まず患者さんと治療契約を結びましょう。「私たちと一緒に、糖尿病の治療に取り組んでいきましょうか？」と。

Q3 糖尿病の療養指導を担当するようになりました。先輩やほかの看護師と同じような指導をしていますが、経験不足の新人で若いせいなのか、患者さんがなかなかいうことをきいてくれません。うまく指導できるコツはないでしょうか？

A3 「患者さんにいうことをきかせる」前に、患者さんのいうことを聞くべし！

［経験］＝［指導の上達］？

　新人看護師からのこのような質問を読んでいると、糖尿病療養指導の巧拙にかかわるいくつかのポイントが読みとれます。回答として「『同じような指導ではなく同じ指導』をして、『経験不足のところは経験を積んで』、『新人で若いところは、年齢を重ねてベテランに』なれば、解決します」というと、石をぶつけられそうですね。つまり、この質問者が考えている療養指導のコツは、「指導の上手な先輩のまねをして、経験を積めば」得られるということになりますが、はたしてそうでしょうか？

　臨床の現場では、同じ内容を同じように指導しているのに、その効果に差が出ることをよく経験しますが、その差は単に経験だけのものではないことはあきらかです。では、指導の上手な人とそうでない人の差はどこにあるのでしょうか。もしその違いを指導の要素として抽出し、それを学習し身につけることができれば、たとえ臨床経験が十分でなくても療養指導の技能は画期的に向上し、効果も期待以上に得られるはずです。

ベテランスタッフの姿勢や雰囲気

　ここで重要な点は、経験豊富な先輩が身につけているものには、療養指導の技量だけでなく、その先輩が醸し出す、特有の患者さんを包み込む姿勢や雰囲気があることです。この雰囲気は臨床現場で多くの患者さんに受け入れられているもので、これをもっているかいないかで、同じように指導しても得られる成果がまったく異なってきます。具体的には、患者指導に際して以下の項目[1]を満たしながら指導するのと、その一部が欠けているのでは、患者さんの Professional Learning Climate（PLC；専門家として醸し出す教育

27

時の雰囲気）の受け入れは大きく変わってきます。

1. 患者さんに心配を示す
2. 患者さんを尊重する
3. 患者さんを信じる
4. 患者さんに対して謙虚な態度である
5. リラックスできる空間を創造する
6. 聴く姿勢を示す
7. 個人的な気持ちを話す
8. ともに歩む姿勢を見せる
9. 熱意を示す
10. ユーモアとウィットをもつ

指導のコツはPLCと患者さんから学ぶ姿勢

　このPLCを身につけることが、糖尿病の療養指導のスキルアップに繋がっています。各項目を眺めていると、新人の看護師でもすぐにでも身につけられる項目もいくつかあることがわかります。本から得られる知識だけでは不十分で、多くの患者さんと接することでしか学べない項目も含まれていますし、なによりもプロフェッショナルとして、また人間として、自分自身がゆとりをもって成長することで身につく項目も含まれています。

　質問にある「うまく指導できるコツ」は、単に経験を重ねるのではなく、PLCを意識しつつ一人ひとりの患者さんから学んでいく姿勢を忘れないことです。「患者さんがなかなかいうことを聞いてくれない」と思う前に、まず患者さんを信じ、尊重し、謙虚に患者さんのいうことを聞いてみてください。

〈引用・参考文献〉
1) 安酸史子ほか. 患者教育に必要な看護職者のProfessional Learning Climate. 看護研究. 36（3）, 2003, 225-36.

Q4 はじめて糖尿病の療養指導に携わっており、日常生活の指導、運動療法を担当しています。しかし、指導時の反応はよいのですが、次回診察時に確認するとなかなか実行できていません。指導方法に問題があるのでしょうか？

A4 「患者さんのため」という言葉と患者さんの心にずれが生じぬよう、知識・技術・思いの確認が必要！

療養指導をする人の前に現れる最初の壁

　新人さんが指導を担当して壁にぶち当たり、悩んでいる姿をみると、なぜかうれしくてワクワクします。これこれ、「Dr. サトーはなんて意地悪な性格なんだ」とは思わないでくださいよ。このように悩んでいるスタッフがそのあとでグングン伸びていくのを、今まで数多く見てきたからなんですよ。糖尿病の部署に配属され、テキストや先輩からの教育で多くの知識を身につけ、「さあ、実際に指導する」という段になって最初にぶち当たる壁です。

「あなたのため」って誰のため？

　さて、ここでのポイントは大きく2つあります。一つは「あなたのためだから」です。これは以前見たテレビコマーシャルで使われていたセリフです。会社で仕事が終わってホッとしている人に、上司が残業の仕事を与える場面と、喫茶店で友人と集っているときに出てきたケーキを友人が横取りして代わりに食べる場面で、いずれも「あなたのためだから」というセリフをいわれた人がキョトンとして終わっています。「どこが私のためなのよ？」と反論したそうな顔でしたが、このような場面ではおそらく皆さんも「あなたのた

第1章 療養指導を始めた時期のピンチと悩み

29

めだから」といわれた人に共感を覚えたはずです。

　ここでの「あなたのためだから」というセリフは、いった人が自分のために、言い訳として意図的に使っています。しかし、実際の臨床現場でも似たような場面があるのです。スタッフが一生懸命に、言い訳ではなく心から「あなたのためだから」と思ってやっていても、実は患者さんは「どこが私のためなのよ」と感じている局面は少なくありません。

スタッフと患者さんのあいだのずれをなくすには

指導を始める前に傾聴を

　これは、スタッフの「あなたのため」という内容と、患者さんの「私のため」という内容にずれが生じているのです。このずれが生じたまま指導を進めても、うわべだけの指導に終わってしまい、成果が上がりません。

　では、このずれをなくすにはどうすればよいでしょうか？ 正解は、指導を始める前に、まず患者さんの糖尿病に対する知識と思い（感情）を十分に傾聴しておくことです。そのうえで、実際に始める指導がその患者さんのもっている知識と思いのどの部分に関係しているのかを伝えながら指導してみましょう。そうすると、スタッフの「あなたのためだから」という内容は、もっと伝わるはずです。

大切なのは知識・技術・感情のバランス

　もう一つのポイントは、療養指導で実際に患者さんに指導してその患者さんに行動を変えてもらおうとする場合、次の3つの要素のバランスを保たないと成果が上がりにくいという点です。

　1つ目は知識です。これは種々のテキストに載っている、糖尿病に対する正しい知識のことです。患者さんは、クチコミやマスコミの情報から誤った知識をもっている場合が多いので、根拠に基づいた正しい知識を伝える必要があります。

　2つ目は技術（スキル）です。これは知識を実践して行くうえでの具体的な手段などで、自動車の運転免許証でいえば実技にあたります。知識を行動

に結びつけるためにスキルは重要で、これは指導後に実際に行動しながら並行して指導していく必要があります。

　3つ目は感情（心）で、知識、技術をどのような感情を抱いて習得しているかということです。この感情が前向きで肯定的、さらには余裕があるくらいでないと、知識やスキルは十分に活かされず、成果は上がりません。これは指導中につねに患者さんに直接聞いていく必要があります。

前向きの感情で余裕をもつことも重要

　質問者の指導は、おそらく1つ目、あるいは2つ目に重点が置かれており、3つ目が欠けていたのではないでしょうか？　この3つの要素バランスは、糖尿病の療養を続けていく患者さんに必要なだけでなく、療養指導を行うスタッフにも必要な要素です。つまりスタッフは知識をテキストなどから学び、スキルを先輩などから吸収しますが、これだけでは十分ではなく、つねに前向きの感情で余裕をもつことが重要です。そこではじめて一人前の療養指導方法が身につき、継続して行うことができます。このバランスを、ぜひ身につけてください。「あなたのため」ですからね。

Q5　患者さんに厳しく指導するのはよくないと思い、優しく接しているのですが、いつまでたっても療養がうまくできず、血糖コントロールもよくなりません。少しくらい厳しくいうほうがよいのでしょうか？

A5　優しくても厳しくても、
患者さんへの想いを忘れずに！

現在は禁物とされる脅かし指導

　糖尿病の療養指導といえば、以前は大部分の施設で患者さんに糖尿病合併症の怖さを知ってもらい、「合併症を防ぐためには、食事療法、運動療法を含めた継続した治療が必要です」という、おもに知識の伝達が中心の指導が行われていました。ときには合併症の怖さを強調するだけで、その恐怖から逃れるために、患者さんがスタッフのいうことを素直に聞くケースも往々にしてあり、ややもすると安易にこの「脅かし指導」が広く行われていました。

　今でも糖尿病専門のスタッフがいない施設では、「目が見えなくなりますよ」「透析になりますよ」「足を切断しなければなりませんよ」という殺し文句を使って指導している医師や看護師も少なくありません。しかし最近の療養指導では、この「脅かし指導」は禁物とされています。というのは、恐怖感から逃れるためだけの療養行動は長続きしない場合が多く、ときには逃避行動として治療を中断したり、仮に継続したとしてもうつ状態になったりする人が少なくないことがわかってきたからです。また単に知識を伝達したとしても、実際に行動をするとはかぎらないこともわかってきました。

傾聴・受容していれば指導はスムーズ？

　以前は、そのような患者さんは「病識がない」「わかっていてできないとは意志が弱い」とかいわれ、まるで落第生か落ちこぼれ生徒のようにみられていました。しかし、実はそのような患者さんのほうが圧倒的に多いということがわかってきて、「これは患者さんの問題ではなく、指導方法に問題がある」ということになってきたわけです。

　そこで登場してきたのが、患者さんの感情や心理的な背景を考慮した、行動変容をもたらすさまざまな指導方法です。この質問者も、おそらく最近の糖尿病の療養指導の本を読んで勉強したか、あるいは先輩看護師から「患者さんを脅してはいけません」と指導を受けたのだと思われます。しかし、ここで勘違いしてはいけないのは、テキストや先輩の行動のうわべだけを見て

理解した気になり、「患者さんの話を傾聴し行動を受容していれば、指導がか
ならずスムーズにいく」というわけではないという点です。

　つまりこの質問者は、指導のテクニックに溺れて指導の本質を見失ってし
まっているわけです。行動科学理論などの心理学的アプローチというのは、
患者指導のための数あるツールの一つにすぎません。本当に大事なのは、指
導の本質である「この患者さんによくなってもらいたい」「この患者さんに悪
くならないでほしい」と思う気持ちなのです。この想いがないと指導のテク
ニックは空回りし、行動変容にはなかなか繋がりません。この本質さえ見失
わなければ、仮に厳しいと思えるような言葉をかけても、患者さんは離れな
いと思います。

似ているようで違うこと

　ちなみに、合併症の怖さを知ってもらうことと合併症を怖がらせることは
違いますし、優しく接するということと患者さんのいうことをすべて受け入
れるということは違いますし、厳しい言葉をかけるのと患者さんを責めるの
とは違います。

　ある予備校で人気の高い先生を調査したところ、時期によって異なってお
り、4～6月はおもしろい先生、7～11月はしっかり教えてくれる先生、12
～2月は相談に乗ってくれる先生が人気だったそうです。なにか思い当たり
ませんか？

　療養指導は奥が深いですね。ただこの質問の患者さんですが、コントロー
ルはよくなっていないかもしれませんが、きっちりと外来に通っているとこ
ろをみると、優しく接していてまずは上出来ではないですか？

| Column | 糖尿病の療養指導のポイント |

つねに念頭に置くべきこと

　療養指導のポイントとして、つねに念頭に置いておかなければならないことがいくつかあります。

1. こちらが一生懸命やったからといって、必ずしも患者さんが動いてくれるとはかぎらないこと。

2. その理由として、こちらの言葉が患者さんに十分伝わっていない場合があり、患者さんとの会話ではできるかぎり患者さんの言語で話すことが必要であること。

3. もし伝わったとしても、患者さんが起こす療養行動は、糖尿病に関する知識の提供を含めた医療者からのはたらきかけだけでは十分でなく、職場や家庭の環境、患者さん自身の人格、そのときどきの心理的な状態などが絡み合って導かれること。

4. 医療者は患者さんにとってつねに（仮にどのような自分であっても）、自分を（医学的に）受け入れ、正しい方向へ導いてくれるパートナーであると患者さん自身に受け入れてもらうこと。

応用編　第2章

療養指導に慣れたころのピンチと悩み

> **Q6** 糖尿病教室で看護師として「日常生活の注意点」を担当していますが、いつも同じ話ばかりになってしまい、患者さんに十分伝わっているかどうか不安です。マンネリ化を防ぐよい方法はあるでしょうか？

> **A6** 「知識の提供」「糖尿病療養の動機づけ」という糖尿病教室の目的を明確にし、楽しい雰囲気で行うべし！

糖尿病教室は一歩通行の講義になりがち

マンネリ化はスタッフ側の問題

　糖尿病教室ですでに講義を担当しているということから、ある程度、患者指導の経験も積んでいる人だと思います。

　個人指導では患者さんの反応を確かめながら指導を進めていくので、患者さんの理解力に合わせて表現を変えてみたり、重点的に指導するところや軽く流すところなどを調節したりできるので、スタッフにとっては「指導している」という実感も強いかもしれません。一方、糖尿病教室では決められたカリキュラムのなかのかぎられた時間内に、集団を相手に必要な項目をできるだけたくさん伝えなければならないために、ややもすると一方通行の講義に終始しがちで、スタッフにとっては指導の達成感が乏しいかもしれません。

　ただ、教室には毎回新たな患者さんがやってきて、いつも新鮮な気持ちで受講しているはずですから、ここでいう「マンネリ化」は、毎回講義をしているスタッフ側の問題です。新人看護師のマニュアルどおりの講義もたまったものではありませんが、熟練看護師のマンネリ化した抑揚のない講義も受けていてつらいものです。これは糖尿病教室の成否にもかかわってくること

で、スタッフがつねに充実感を維持しながら指導し、患者さんもつねに満足感をもって帰っていくような糖尿病教室の運営が必要です。

スタッフと患者さんの思惑のずれ

まず患者さん側から考えると、参加してためになり、できれば楽しい教室が希望されます。スタッフ側から考えると、患者さんのためになり、できれば喜んで帰ってもらえる教室が希望です。結局、両者の望みはまったく一致しています。ということは、糖尿病教室がうまく機能していないときはこの両者の思惑に大きなずれが生じているわけです。

最初にソフト面から考えてみましょう。よくある患者さんとスタッフの大きなずれは、スタッフの伝えたい内容と、患者さんの知りたい内容が異なるときです。糖尿病教室では一方向の講義の場合が多いので、その内容によっては、満足する患者さんと不完全燃焼の患者さんが出てきます。一般に参加する患者さんの年齢層、理解度、初回教育か再教育か、合併症の有無、すでに受けている治療法などによって、患者さんの知りたい内容は異なってきます。さらに、プログラムの内容や講義の資料や資材などが堅苦しすぎると楽しい教室にはなりません。

ハード面では糖尿病教室の場所、参加人数、いすの配置、スタッフの人員、プログラムの講義の時間配分などが、患者さんから質問しやすいかどうかに影響します。

問題解決のためのアプローチ

糖尿病教室の目的を明確に

解決策にはいくつかのポイントがあります。まずはハード面です。各施設でできる範囲で、患者さんの目線に立って、受講しやすく、また質問をしやすい環境を整備してください。

次に、糖尿病教室の目的を明確にしておくことが必要です。一般に、糖尿病教室では糖尿病に関する正しい知識の提供が中心で、その内容はおもに総論的にしておくべきで、個々の患者さんの各論的な内容は必要最小限にとど

めておく必要があります。個別の質問に答えているとまとまりのない講義となり、ほかの患者さんが退屈します。

そして糖尿病教室のなによりもいちばん大きな目的は、その講義によって、糖尿病の療養の動機づけを行うことです。知識の提供だけであれば個人指導でも十分かもしれませんが、動機づけという点では集団指導をすることでの付加的な効果が期待されます。つまり、周りの人も同じようにやるのだから自分もやってみようという効果です。

事前の問診を活用する

さらに効果を上げるには、事前に糖尿病に関してどのようなことを知りたいかを問診しておき、通常の講義のなかでその質問に関連する部分に触れるときに、少し具体的に説明するという方法があります。そこで質問が出たら、その場の参加者に共通の内容であれば参加者全員に応える形で応対し、個別の問題であれば総論だけ話して「あとは改めて個人指導で相談しましょう」といって打ち切るようにします。そのほかにも事前に問診をとるメリットとして、スタッフが今日はどのような患者さんが参加しているのかをつねに考えるようになり、質問にあったようなマンネリ化を防ぎ、指導の実感も得られやすくなることがあります。

「楽しさ」を大切に

最後に重要な点は、やはり「糖尿病教室は楽しくなくてはならない」ということです。病気の養生で楽しい話はできませんが、つねに明るい雰囲気で、患者さんに自信をもってもらい、参加者全員に「何とかできそうな気がしてきた」と感じてもらえるように心がけましょう。そのためには、講義の開始に十分くつろげる時間（アイスブレイク）をとっておき、まずスタッフが楽しみながら講義をすることです。「今日はどれだけの患者さんが喜んで帰ってくれるかな？」と心のなかで微笑みながら。

Q7 患者さん本人だけでなく、家族への指導も重要であることを痛感していますが、家族への指導のポイントを教えてください。

A7 家族に「傾聴」「受容」を伝授し、患者さんとともに新しい習慣をつくるよう指導すべし！ なおその結果を評価するスタッフの力も重要！

家庭でのサポート環境を整える

　患者さんの糖尿病の療養行動に影響を与える重要な要素として、家庭や職場などの社会的環境のサポートがあり、とくに家族への指導は重要です。患者さんが糖尿病に関する正しい知識を習得し、前向きな健康観をもつようになったとしても、家庭や社会的な環境が整っていないためにその療養行動が長続きしないケースに、臨床現場ではよく遭遇します。逆にこれらの環境が整っていると、患者さん自身の気持ちが糖尿病の療養から逃げ腰になりかけていたり、モチベーションが不十分であったりしても、次第に正しい療養行動に繋がっていくことも少なくありません。

　では、家庭での糖尿病療養に関するサポートとは、具体的にはどういうことでしょうか？ 夫が患者さんの場合の妻のサポート、妻が患者さんの場合の夫のサポート、親が患者さんの場合の子どものサポートなど、条件によってさまざまなサポートが考えられますが、いずれの場合も「患者さんの状態が悪くなってもよい」と考えている家族はまずいません。しかし現実には、家族のサポートがかえって患者さんの意欲を削ぎ、療養を妨げている場合を経験することも少なくないのではないでしょうか？

第2章
療養指導に慣れたころのピンチと悩み

糖尿病の夫を妻がサポートする場合

一見協力的な家族のサポートはピンチ

　よくあるのは、患者さん本人より家族のほうが糖尿病の療養生活に関して過剰反応を示し、必死になって質問してくるケースです。これはおもに夫が糖尿病にかかり、妻が調理を担当しているときに多いパターンです。

　つねに診察に付き添い、糖尿病の講義や食事療法の講義も熱心に聴き、夫のために懸命にエネルギー計算をしながら献立を考えて食事をつくっている人をよく見かけます。協力的な家族として指導は妻中心に行われ、その理解もよいので非常にテンポよくスムーズに指導が進みます。スタッフも非常にやりがい、達成感を感じつつ、指導を終えてしまいます。

　しかし、ちょっと待ってください。療養指導はチャンスがピンチです。このような家族をみていると、診察室での患者さんの応対は妻任せで、こちらの質問に対する返事も妻の顔色を見ながらの生返事か、笑ってお茶を濁すような返事が多くみられます。ときには、うつ状態を思わせるほど暗い表情をしている患者さんも少なくありません。

患者さんより熱心な家族の協力の結果

　合併症の説明に関しても、患者さん自身は他人事のように呑気そうに構えているのに（実は、まともに受けとめると怖くてつらいので、あえて楽観視していることが多いのですが）、家族は目の前に差し迫った現実として過敏に受けとめているため、患者さんのためにと一生懸命に過食を注意したり、運動を促したり、まさに、24時間監視つきの状態をつくりだしてしまいます。

　家族にしてみれば、懸命にサポートしているつもりなのです。このような協力（？）の結果がどうなるかは、皆さんもすでに経験しているでしょう。妻が必死になればなるほど、患者さん自身はどんどんさめていくように感じることはありませんか？

　最後には患者さんは糖尿病の療養から逃げ出し、隠れ食いをしたり、治療を放棄したり、挙げ句の果てには夫婦喧嘩となり、ついにはその揉めごとは

診察室にまでもち込まれ、「先生からも、もっときつくいってやってください
よ」といわれる事態になってしまいます。

患者さんが置き去りになるおそれも

　私の経験では、このように妻が一生懸命になりすぎている家庭環境での療
養行動が、短期間ならともかく、長続きした患者さんをみたことはありませ
ん。その理由は、患者さん自身の糖尿病に対する受け入れが不十分なのに、
妻だけが糖尿病の療養に関しての知識を十分理解し、受け入れているために、
どんどん指導が進んでいってしまっていることにあります。そのため、患者
である夫が置き去りにされ、その指導内容についていけなくなったときに、
妻は燃え尽きてしまい、ついには療養をしない夫を責めてしまいます。

患者さんと家族の役割を早い時期に明確にする

　糖尿病の療養はチーム医療が重要といわれますが、そのなかでもっとも患
者さんの近くにいて、もっとも患者さんのことを心配している家族は、もっ
とも重要なチームのメンバーであることを忘れてはなりません。患者さんに
療養指導を行うに際しては、できるだけ早い時期に、患者さん自身の役割と
ともに、妻や家族の役割を明確にしてあげることが重要です。

　私の場合は、外来の初診時に、家族にこう伝えます。「今後、治療を行って
いくうえで、家族の協力が是非とも必要です。その場合、家族からいろいろ
としてあげる必要はありません。かえって揉めるもとです。なにをしてほし
いかは、これから患者さんが勉強していったときにいろいろと出てきますの
で、そのときに要望のあったことに関しては、できるだけ協力してあげてく
ださい」。

　そのことで、家族の肩の力もホッと抜けますし、患者さん自身も安心する
とともに、「治療の決断の中心に自分がいる」という自覚にも繋がります。

サポートを長く継続してもらうために

　療養の主役は、あくまでも患者さん自身です。妻は自分が主役ではないの
に「私ががんばらなくては」と思ってしまい、懸命に患者である夫のために
勉強し、食事の用意をし、運動療法に関してもあれこれ注文をつけてしまい

ます。スタッフからすれば、自分たちのいいたいことは妻に伝えているので、つねに側にいる妻が患者さんの療養をコントロールしてくれるのであれば、日々の生活のなかでより効果的だと考えてしまいがちです。だからこそ、この妻のサポートを燃え尽きないようにさせ、できるだけ継続してもらうことも指導の重要なポイントになります。

　少しテクニック的になりますが、初診あるいは初診後早い時期に、夫婦2人揃っての面談を設定します。2人並んで座ってもらい、まず妻に対して目線を合わせ、次のように話します。

　「糖尿病の療養は、患者さん自身がどれだけ糖尿病について理解し、自分にできることをどれだけやっていけるかにかかっています。できないことをいくら押しつけても長続きしませんし、なぜやらないといけないかを理解せずに療養を始めても、決して長続きはしません。もし続いたとしても、かえってストレスが溜まるだけです。患者さん自身にまず療養の必要性を理解してもらい、できることを自分で見つけて実行していってもらうので、家族は本人がつらいけれどもがんばっていることを理解してあげて、本人から要望のあったときには、できるだけ協力してあげてください」

　実は、同じ内容を患者さん自身に伝えたいのですが、直接患者さんに向かって話すより、横にいる人に話していることを傍らで聴いてもらうほうが、患者さんにとって受け入れやすいものです。

家族に「傾聴」「受容」を伝授する

　さらに、妻には傾聴と受容の気持ちをもってもらえるように、今度は目線を夫に向けて、「○○さんも、療養で困ったことやつらいと感じたことは奥さんに相談し、頼めることは頼むようにしてください」と話すようにしています。これを逆の目線で話してしまうと、伝わり方が半減してしまいます。

　最後に2人に目線を合わせ、「たとえば、『弁当をつくってほしい』とか『空腹感が強いので、なにかエネルギーの低いものでもう1皿か2皿、おかずを工夫してくれないか』といわれたら、胸を叩いて『任してちょうだい』といってあげてください」と実例をあげて仕上げてください。これで、逃げ腰で

42

あった患者さん自身に療養の自覚が生まれるとともに、妻に相談しやすくなり、妻にとっても夫の言葉に耳を傾け、肩の力を抜いて協力しやすくなります。一度試してみてください。決して、診察室で糖尿病の療養のことで夫婦喧嘩などすることはなくなるはずです（!?）。

糖尿病の妻を夫がサポートする場合

無関心になりがちな夫

　次に、妻が患者である場合の家族のサポートについて考えてみましょう。この場合は、夫が妻の療養にかかわることは比較的少ないように思います。事実、外来の受診時に夫がついてくることはほとんどありませんし、入院した場合でも夫が面会に来る回数はかなり少ないことは、皆さんも経験していると思います。

　糖尿病の療養はあくまでも患者さん自身が行うものです。よって患者である妻自身が指導を受け、その内容を理解し、実践していけばよいわけですから、とくに夫のサポートは必要ないように思われます。また、食事をつくるのも大部分の家庭では妻の場合が多いので、どうしても夫は無関心になりがちです。患者である妻も夫に頼ろうとはせず「自分自身ががんばらなくては」と考えており、逆に気負いすぎるケースが多くみられます。

病態や心理を説明し家族の役割を明確に

　しかし、夫が患者の場合に妻のサポートが不可欠なのと同様に、妻が患者の場合にも夫のサポートは当然必要なのです。かえって家族のサポートがより必要な場合が少なくありません。夫や子どもが妻（母）の糖尿病に関して無知であったり、無関心であったりすることは妻（母）の療養の足を引っ張り、療養がうまくいかない場合が非常に多いのです。

　糖尿病の療養で大事なことは、正しい療養行動を習得し、実行し、そして継続することです。患者である妻がこれらを一人で背負い込んでしまうと、かなりのストレスとなり、ときには抑うつ傾向がみられたり、燃え尽きや逃避に至ったり、ついには療養を継続できなくなるケースも多くみられます。

夫が患者である場合と同様、外来でも入院でもできるだけ早い段階で、一度は夫を交えて、妻の病状の説明とともに、糖尿病に関する知識と、その療養のストレスについて説明しておくことが重要です。そして家族のサポートの必要性も説明し、その役割を明確にしてあげることが重要です。

家族にしてほしいことの説明

　この作業は、最初は主治医から説明を行って家族を含めた動機づけをし、その後の具体的なサポートに関しては糖尿病療養指導士が行うのがよいと思いますが、医師もスタッフもついついこの作業を後回しにしていたり、ときには省略したりしがちです。

　具体的には「患者さん自身が療養の中心であること」、しかし「その療養を行うにあたって、家族はいろいろ口出しするのではなく、患者としての妻のつらさを理解してあげること」「本人が協力を申し出たらできるだけ協力をしてあげること」などを説明します。総論だけでなく、少し具体的な内容で「食事療法に関しては、妻だけが孤立してストレスがかかることがないように、家族みんなが理解を示してあげること」「運動療法に関しては、一緒にウォーキングをしたり、妻が運動を継続しやすいように励ましてあげたりすること」などを話しつつ、療養指導を継続していけるかどうかは本人の意思の強弱ではなく、家族のサポートがあるかどうかにかかっていることを伝えます。

高齢患者さんを子どもがサポートする場合

　このように考えていくと、比較的高齢の親が患者さんのときの子どものサポートも同様です。療養の主役はあくまでも患者さん自身ですが、家族が糖尿病という病気のことを理解し、その療養の困難さを理解してサポートしていく体制を整えてあげることが非常に重要になってきます。

長い目で見守る家族によるサポート

　糖尿病の療養というのは、知識を得たからといって必ずしも実行に結びつくとはかぎりませんし、さらに継続できるとはかぎりません。当然、一回で

うまくいかない場合も多くみられますし、つねに百点満点が取れるわけでも
ありません。また、以前多くの医師やスタッフがやっていたような脅しや頭
ごなしの指導では、適切な療養行動は長続きしないし、仮に継続できたとし
ても、患者さんにとっては非常にストレスとなってしまうことがわかってき
ました。あくまでも患者さん自身が納得し、決断するようにもっていく必要
があります。

　そのためには、正しい療養行動が継続できるように、あるいは百点に近づ
けるように、長い目で見守ってあげるようなサポートを家族にしてもらうこ
とが必要です。看護師や管理栄養士は患者指導でよく「傾聴」「受容」という
言葉を使いますが、まさに家族ができるだけ早い時期に患者さんの言葉を傾
聴し、受容するようになってもらえれば、あとはわれわれスタッフは指導に
専念できるわけです。もちろん、その前に家族の言葉をわれわれスタッフが
傾聴し、受容することも忘れてはなりません。

家庭での新しい習慣づくりを指導する

やっぱり重要なのは患者さん自身の意識

　しかし、家族のサポートの総論は理解できても、各論となるとなかなか難
しいことも実感していると思います。患者さんが長年にわたり送ってきた生
活には、患者さんにとってはそれなりに快適で居心地がよい面があるので、
それを変えようとするときにかなりの抵抗があるのも事実です。

　糖尿病の治療の基本は食事療法にあるので、どうしても食事をつくる妻の
サポートが重要になってきます。しかし実際の食事を考えてみると、朝食は
どの患者さんもほとんど変わりないことが多く、過食になっているケースは
少ないです。むしろ食事のバランスを考えると、もっと朝食をしっかりとっ
てもらってもよいくらいです。サラリーマンでは昼食は外食が多く、夕食も
外食となることが多いわけです。そうすると、食事指導で妻が懸命にメニュ
ーを考えても、その影響は食事のなかの3分の1以下にしかすぎません。や
はり、患者さん自身が外食、間食を含めた自分の食事に関して、意識してコ

ントロールできるかにかかっています。

習慣を「変える」ではなく「新しくつくる」

　その際に忘れてはいけないことがあります。食事療法というのは糖尿病の治療法の一つですが、一般に食事というのは治療ではありません。食事はエネルギーの補給であり、楽しみであり、休息です。ですから、その満足度は活力が得られなければいけませんし、味わいがあっておいしくなくてはいけませんし、癒やされなければいけません。

　食事指導を妻にするにしても患者さん自身にするにしても、エネルギー計算や栄養バランスより、患者さんが活力を得られ、楽しめる食事を一緒に考えていく姿勢が重要です。少なくとも、その患者さんのこれまでの食事のとり方は、活力の得られる食事であり、満腹感が得られる食事であることが多いはずです。またおいしいと感じる感覚は小児期からの習慣が嗜好となっていることが多く、この感覚はなかなか変えられません。

　むしろ、「習慣を変える」という発想でなく、「これから新しい習慣をつくっていく」と考えてください。Dr. サトー得意の発想の転換です。これから新しく、おいしくて活力の得られる食事を見つけていけるように、患者さんと妻に工夫していってもらうという方法はどうでしょうか？

大切なのは夫婦で相談・工夫すること

　その場合、通常の活力の得られる食事では、食品として脂質やたんぱく質が多く、満腹感は炭水化物や脂質のボリュームによってもたらされていることが多いはずです。このことを、患者さんや家族と一緒に考えてみてはどうでしょう。

　脂質には旨味があって活力のもとになっていることを、スタッフも患者さん（妻）も共通の認識として認めたうえで、天ぷらやフライ、炒めものの好きな人に、食材として野菜を多く取り入れたメニューを工夫していきます。次に、脂質を減らしていく工夫を患者さんの嗜好を考えながら相談していくようにします。すると、妻は指導を受けた当日からエネルギー量ばかりを計算して、今までとまったく違うメニューを食卓に並べるようなことにはなら

ないでしょうし、患者さんが食事療法から逃げ出すことも少なくなるはずです。この「夫婦で相談して工夫する」ということが、家族のサポートとして指導していく重要なポイントの一つだと思います。

指導がうまくいくポイント

当然、満腹感を得られるように「時間をかけてゆっくり味わいながら食べましょう」「よくかんで食べましょう」と指導します。これも食事療法のためではなく「食事を味わうために一度試してみてはどうですか」と、お仕着せではなく、患者さんに実感してもらい、新しい食習慣をつくってもらう一つのステップとして捉えていくことがコツではないかと思います。

スタッフも「この食習慣がよい」という共通の認識をもつようにしないと、スタッフができないこと、やらないことを指導していても、なかなか伝わりません。スタッフもゆっくりかんで食べればどういう変化があるか、ぜひ試してみてください。

運動療法における家族のサポート

もちろん、食事療法の指導だけでなく、運動療法に関しても家族のサポートが重要です。一緒にウォーキングでもすればいうことはありません（逆に、そのほうがストレスになる人も少なからずいますが……）。しかしそこまでしなくても、家でウォーミングアップ、クールダウンのストレッチ体操を一緒にしたり、手伝ったりするだけでも、夫が患者さんの場合には、運動療法のよい動機づけになります。

結果を評価する目をもつ

食事療法にしろ運動療法にしろ、指導するスタッフはその患者さんと家族が指導をどう受けとめているのか、実際に実行したときにどのように感じるのかを、個別に評価する目をもっていることが重要です。つまり、指導の仕方も重要ですが、その結果を評価する力がもっと重要になってきます。

家族のサポートも、その家庭のこれまでに培われてきた関係や、家族それぞれの価値観によって大きく左右されます。糖尿病の療養指導というのは、

第2章 療養指導に慣れたころのピンチと悩み

本当に奥が深くておもしろいと思いませんか？ やればやるほど、失敗すれば するほど、新しい工夫をすることで、この次はもっとうまくいく方法がみつ かるのですから。

> **Q8** 入院中は療養態度もよく、とくに問題がなく指導を受 けていたにもかかわらず、退院後すぐにコントロール が悪化し、ときには再入院になる患者さんが多くいます。入院 中にどのように見極め、どのように指導すればよいですか？

> **A8** 療養のテクニックが身につく条件を知り、 患者さんをほめて励ますべし！

「よい患者さん」の落とし穴

　入院中、間食もせず病院食だけをきっちり守っている、スタッフにとって 非常に「よい患者さん」について考えてみましょう。スタッフの通常の講義 や指導にも熱心に耳を傾け、終わると「ありがとうございました。本当によ い勉強になりました」と感謝の言葉を述べ、入院中の血糖値も順調に下がっ ていく患者さんです。

　主治医は、通常は血糖値や合併症を中心にみて食事の変更や薬剤の増減の ことを考えているので、検査結果がよくなっているとついついノーマークに なってしまいます。看護師や管理栄養士も、説明は熱心に聞いてくれるし質 問もないので、十分理解してくれているものと思い込んでしまいます。無事 入院期間が終わり、退院の際には「ありがとうございました。家に帰ってか らもがんばります」といって、笑顔で挨拶をして帰っていく……。その後ろ 姿を眺めながら、スタッフ一同、一種の達成感に浸る瞬間です。

しかし、このような患者さんで、外来ですぐにコントロールを乱し、1〜2年もしないうちに再入院になってしまったというようなケースをよく経験します。糖尿病の教育をする前以上にコントロールを乱す患者さんにも遭遇します。つまり、入院前にできていたこともできなくなってしまうのです。

　このような患者さんは、なぜ退院後にコントロールを乱すのでしょうか？それを考える前に、このような患者さんは一体どのような気持ちで入院生活を送っているのか、考えてみましょう。

再入院かどうかのポイントは 入院中の受けとめ方に左右される!?

　はじめて糖尿病を指摘され、外来受診時に主治医から教育のために入院を勧められた人、通院中にコントロールが悪くなり、治療法の見直しのために入院を勧められた人、すでに合併症が出現し、その管理のために入院を勧められた人など、入院の理由はさまざまですので、当然、入院中の患者さんの気持ちもさまざまであることはいうまでもありません。しかし共通している点は、今のままではいけないと思い、入院を決心している点です。なかには、「医師がいうから仕方なく入った」という人もいますが、それでもやはり最終的には自分で決断したわけです。

　入院中に質問もなく、スタッフから「よい患者さん」と思われている人は、医師や知人に勧められ、自分でもある程度納得して入院した人が大半です。逆に自分から積極的に入院を希望した人は自分勝手な理解も多く、かえってスタッフが手を焼く場合も少なくありません。

　さて、「よい患者さん」は入院後も検査、治療、指導に関して非常に素直で、スタッフに身を任せ（？）、しかも検査結果も順調によくなっていきます。そしていよいよ退院を迎え、笑顔で帰っていくときに、この「よい患者さん」たちはどのように考えているのでしょうか？実は同じような笑顔で帰っていっても、退院後にコントロールが乱れたり再入院になったりする人は、この時点、つまり入院中から退院時にかけての糖尿病の療養の受けとめ方に

よって、大部分が決まってしまっているのです。

　経験豊富な糖尿病療養指導士であれば、「この人が再入院になるかどうか」をおそらく十中八九当てることができるでしょう。さあ、退院時にどのように考えている人はうまくいき、うまくいかない人はどのように考えているのでしょうか？ 皆さんの経験からいくつかのパターンを考えてみましょう。

入院中の療養指導は自動車教習所に似ている？

千差万別のなかにある共通点

　退院後の療養生活がうまく続けられる人とそうでない人は、それぞれ退院時にどのように考えているのか、いくつかのパターンが思い当たりましたか？「そんなの千差万別、いろいろありすぎてパターン化はできない」と思った人もいるのではないでしょうか？ たしかにご指摘のとおりですが、よくよく患者さんを観察していると、その千差万別のなかにもいろいろな共通点が見えてきます。

　では、まず療養生活がうまく続けられている患者さんの場合を考えてみましょう。皆さんもご存じのように、退院後も継続してスタッフが指導したような模範的な療養生活を続けている患者さんは、ほんの一握りしかいません。

入院中の療養指導は一つの方法

　入院中のスタッフの講義は、ちょうど自動車教習所での運転の教習と同じで、安全運転のための正しい運転方法、交通規則、道路標識を教えている場合が多いです。当然、はじめて運転免許証を取得する人には、その正しい知識が非常に重要かつ必要であるのはいうまでもありません。しかし実際に一歩教習所を出て運転してみると、そのとおりには実行できないこともたくさんあるわけで、現実に多くのドライバーは教習所で教わったとおりには運転していません。

　それと同じように、多くの糖尿病患者さんは、入院中と退院後の生活環境の違いのなかで、入院中に受けた指導どおり生活している人はほとんどいないと考えてよいでしょう。はじめは教習所で習った正しい運転を実行しつつ、

経験を積んでいくなかで、自分で考えながら、ある程度の幅をもって運転する技術を身につけることで、事故を起こさない安全運転を実行していっています（もちろん交通規則は守らなければいけませんよ！）。

糖尿病の療養生活もある程度の幅があって当然で、療養の目的はあくまで糖尿病のさまざまな合併症をひき起こさず、健常人と変わらないQOLの高い日常生活を送り、寿命をまっとうすることにあって、入院中の療養指導はその目的のための一つの方法（模範的な例題）でしかありません。ですから、退院後にうまく療養生活を継続している患者さんは、この幅のある運転技術（療養のテクニック）を身につけているということになります。

療養のテクニックがうまく身につくための条件

では、どのような患者さんがこのような巧みな療養のテクニックを身につけていくのでしょうか？ いくつかの必要な条件を考えてみましょう。

条件1. 入院前の自分のライフスタイルのどこがいけないのか、なぜいけないのか（このままではどうなるのか）を、スタッフにいわれたからだけではなく、自分で納得して理解できている。

条件2. 指導された療養生活を送ることで、自分にどのような利点（利益）がもたらされるか、つまりその意義について十分理解し、しかもその利益を望んでいる。

条件3. 退院してから、自分の行動をどのように変えるかを自分から具体的に考えている。

条件4. 行動を変えるに際して、なにが障害になるかを理解しており、さらにそのことに対する対策も考えている。

条件5. 自分で決めた退院後の療養生活について、自分にもできそうであるとの自信をもっている。

条件6. 今までに、自分で理解し、納得して行動したことでうまくいった経験（つまり成功体験）がある。

条件7. 家族や職場の人々が、自分がやろうとしている療養生活に十分な理

解を示し、しかもサポートしてもらえる環境である。

条件8. 実際に目標とする療養生活を実行したときに、自覚症状の改善や体重減少、HbA1cの低下などの数字に表れる他覚所見の改善、スタッフや周りの人からの称賛などが得られる。

　これらの条件がすべて揃っていればいうことはないのですが、逆にいうとこれらの条件のいくつかが欠けている人が、退院後の療養生活がうまくいかない人ということになります。こうやって考えてみると、退院後の療養生活がうまくいく人のほうが少ないのがよくわかります。

　退院時にこれらの条件が欠けていることに気づいていない患者さんが、退院後コントロールを乱したり、合併症を起こしたりして、再び入院してくることになるわけです。しかし、ここで逆の逆を考えてみると、前述の条件をクリアできるように入院中の療養指導を行えば、その患者さんは退院後も継続して良好な療養生活を送れるということになります。

「患者さんにとっての糖尿病とは？」を考える

　退院後の療養生活がうまくいく場合の条件をいくつかあげてみました。これらの共通点は、退院後の療養について、自分のこととして理解し、自分で考えて、自分の納得のいく結論を出している点であることに気づいたでしょうか？ 療養指導のコツは、単に糖尿病という病気の説明だけでなく、おのおのの患者さんにとって糖尿病がどのような病気であるかを理解してもらうことにあります。

　では、療養がうまくいく条件をクリアする療養指導の具体的な方法を、一つひとつ考えてみましょう。前述の条件1〜4に関しては、まず糖尿病に関する基本的な知識が最低限必要になります。その知識を伝えつつ、一般論ではなくつねに患者さん自身の問題として捉えてもらう必要があります。

条件1について

糖尿病の説明を行うなかでライフスタイルを聴取

条件1の場合を考えてみましょう。この理解を得るためには、糖尿病がライフスタイルとどのように関係しているか、つまり糖尿病がどのように発症し、どのように進行していくのか、さらに合併症に関する一般的な説明などが必要になります。大部分の糖尿病患者さんには症状のないこと、症状がなくても合併症が進むこと、どのような合併症が、何年でどの程度進むのかを、患者さんのそれまでの糖尿病に対する理解を確かめながら、対話形式で進めていきます。当然、血糖値、HbA1cなどの意義の説明も並行して行っていく必要があります。次いで、患者さん自身のライフスタイルのきめ細かな聴取が必要で、その会話のなかで、変えることが困難なライフスタイルと比較的容易なものとの見極めを行っていきます。

「このままではどうなると思いますか？」

とくに、ここでは「糖尿病の療養に関して、このままではどうなると思いますか？」という問いかけが重要です。この問いかけによって、患者さんの糖尿病に対する理解度もわかりますし、それに答えることで、患者さん自身の糖尿病や合併症に対する自分の誤った療養行動の気づきにも繋がります。

条件2について

条件2では、食事療法、運動療法、薬物療法の利点を説明し、これらの治療を継続することで、おもに合併症の進展が防げることを理解してもらうことになります。当然、患者さんが自分の合併症に対してどの程度実感しているかの理解度と、食事療法や運動療法に対して患者さんがどの程度困難に感じているかのバランスシートをイメージして説明する必要があります。合併症を起こすことに対する実感が軽くても、治療に対する困難感が強くても、うまくいきません。

このバランスシートの傾きに応じた療養行動でないと継続は困難なので、

合併症に対しての実感が弱いと、それに対して実行できる療養行動は、食事療法にしても運動療法にしても、低いレベルにしかならないことが多いです。

バランスシートの傾きに応じた療養行動

しかし、最終的には理想的な療養行動とならなくても、このバランスシート的に自分で実感した合併症に対する知識から、「この程度の療養はしてもよい」と考えることは重要で、むしろ最初から高いレベルを課して失敗させてしまうことのほうが問題です。バランスシートの考え方から自分で判断し、決断した行動は比較的継続が可能です。その後の指導でより合併症の実感が強くなったときには「もっとがんばらなくては」という気持ちに繋がりますし、実行してみた療養が思ったより簡単であれば「もっとできる」という判断に繋がります。

ここでは合併症に対する恐怖感だけでバランスシートを作成するのではなく、「糖尿病の療養はほかの疾患の予防や治療に繋がる」といった、一般的な健康感を高めるような指導が必要です。恐怖感だけではマイナス思考の療養行動となり、その後の燃え尽きや、うつ感情に繋がることとなりかねません。つまり、糖尿病の療養行動は単に合併症予防というだけでなく、そのほかにも多くのメリットがあると実感してもらうことが必要です。

条件3・4について

退院後の生活をイメージした話し合い

次いで条件3ですが、当然、実行可能な行動を考える必要があります。一度失敗してしまうと「自分は意志が弱くてだめだ」と思ってしまい、入院前にできていたこともできなくなり、指導前より悪くなってしまうことも少なくありません。また入院中は、いわゆる教習所内でのことなので、ついつい自分でもできそうに思い、高い目標を掲げてしまいがちです。あくまでも退院してからの生活をつねにイメージして、条件4の障害についてともに話し合う必要があります。

スタッフは、つねに患者さんが自分の問題点に気づき、行うべき行動を自

分で決断する手助けをするわけですが、あくまでも患者さん任せではなく、個々の患者さんに対して冷静に、客観的に、少しずつでも誘導していく（バランスシートを傾けていく）姿勢が大切です。

具体的に考えることで身につく指導技術

こうして文章にしてしまうと、ついつい抽象的、総論的になりがちですが、皆さんは目の前の具体的な患者さんを思い浮かべて、「この患者さんの、この点に当てはまるかな」とつねに考えながら読んでください。そうすると、知識として身につくのではなく、療養指導の技術として身につきますので応用も利きますし、実際、臨床の現場で患者さんに対したときにもすぐに引き出せるはずです。

条件5について

条件5は、これも経験の豊富なスタッフならおわかりでしょうが、自信がありすぎても問題です。入院中は療養意欲も非常に高くなっており、実際に療養もできているものですから、ついついスタッフによいところを見せようと思い、退院後の目標を過大に掲げがちです。その結果、退院後に100点が取れないと「自分は意志が弱いからだめだ」と思い込んでしまったり、もう悪くなっても仕方がないという気持ちになってしまったりします。かといって、せっかく患者さんが立てた目標をスタッフが無理に下げても、「それくらいなら誰でもできるし、大した効果がない」と思ってしまい、かえって患者さんの意欲を削ぐことにもなりかねません。

100点だけの人生なんてありえない

ここで大事なポイントは2つあります。一つは、あくまでも退院後の療養生活の目標の設定を、入院中に聞いた講義のなかにあるような理想的なものにおくのではなく、その患者さんの生活に即した具体的なものにすることです。もう一つは、掲げた目標を100点としたときに、つねに100点を取ることが目的ではなく、80点でも十分合格点であるということを患者さんに理解してもらうことです。

自動車教習所のたとえ（50ページ）を思い出してください。教習所のとおりに運転するのではなく、事故を起こさないように運転するのが大事なのと同じように、掲げた目標を100％実行することが大事なのではなく、目的はあくまでも合併症をひき起こさず、自分らしい生活を送ることなのです。

条件6について

今後の療養生活に対するイメージを見極める

　このときに、条件6の過去の成功体験があるかどうかは重要です。むしろ患者さん自身が気づいていなくても、スタッフのほうから積極的にその患者さんの過去の成功体験（患者さんの得意な分野、あるいは自信をもっている分野）に関して聞き出していく姿勢がポイントです。もちろん、同時に過去の失敗体験を把握しておくことも必要です。

　この聞き出しにも少しコツがあります。患者さんが過去に失敗体験があり、自分に自信をなくしているような場合には、はじめに「なぜ、うまくいかなかったのでしょう？」という原因探しの会話ばかりをしていると、患者さんはこれからの療養生活に負のイメージをもつことがあり、「まただめかもしれない」と潜在的に思ってしまいます。

　このような場合には、まず成功体験の話題から入り、患者さんの自信のある部分を引き出すようにします。場合によっては糖尿病の療養に関係がない仕事や趣味の話題でも構いません。そこから糖尿病の療養生活の目標設定に入ると、患者さんはプラスのイメージでその目標を受け入れ、比較的スムーズに指導が進むことが多いです。もちろん、患者さんが過去の失敗体験を負のイメージをもたずに冷静に捉えている場合には、その原因について話し合いながら、これからどうすればよいかという話題に進んでも構いません。

　つまり、たとえは悪いかもしれませんが、叱ったあとでほめるのと、ほめたあとで叱るのとでは、どちらが相手に受け入れられるか、どちらが今後の行動の変化に有効かの違いといってよいかもしれません。どちらの方法でアプローチするにしても、大事なことは、スタッフとの話し合いのなかで患者

さんが今後の療養生活に関してどのように感じているのか、負のイメージ（できそうにない）なのか、プラスのイメージ（できそう）なのかをスタッフが見極めておくことです。

　もし負のイメージが強いようなら、決して焦らず、退院後の目標を下げていくか、あるいはプラスのイメージが強くなるようにもう一度、前述の方向で会話を進めていく必要があります。療養指導でもっとも大事なのは、指導の内容やテクニックよりは、むしろ「患者さんがどう感じているのか」という、この見極め（評価）といっても過言ではないでしょう。

条件7について

家族や職場でのサポートも非常に重要

　条件7に関してはほかのQ（39ページ）で詳細に触れますが、家族や職場でのサポートも非常に重要です。とくに職場の場合は、単に個人のサポートではなく、職場環境として勤務体制や勤務内容にかかわることの必要性も出てきます。基本的には、本人を通じてどのようなはたらきかけが必要かを聞き出し、サポート体制をつくっていくことになりますが、環境の整った職場であれば産業医をも巻き込んだチームづくりが必要です。

条件8について

モチベーションを保ち失敗を予防する

　最後の条件ですが、適切な療養行動を開始しても、それが必ずしも長く続くとはかぎりません。食事療法にしても運動療法にしても、継続していくうえでつねにモチベーションを保つ必要があります。

　療養がうまくいったときに、これはチャンスと思わずに、スタッフはつねに失敗したときのことを考えておく必要があります。というより、失敗を予防する工夫が必要です。そのような療養がうまくいっているときに、糖尿病のプロであるスタッフからの声かけは大きな励みになります。

　昔のある指導者が、若者の指導に際して「やってみせ、いって聞かせて、

させてみせ、ほめてやらねば人は動かじ」という言葉を残しています。その際、大事なことは本人が自覚している点（ほめてほしい点）をほめてあげることです。体重やHbA1cのように数字で表される項目はよい評価の対象になりますが、数字に表れない「療養を行うことで、どのようなよいことがあったか」などを話し合う機会をつくることも必要です。その会話で患者さんの療養に対する負担度もわかりますし、脱落の早期予防にも役立ちます。

　以上、教育入院中だけでなく、外来でも理解が必要な療養指導がうまくいく条件について述べてきましたが、いかがでしょうか？ 少しはお役に立ちそうでしょうか？ 読むだけでは役には立ちませんよ。それだけでは単に料理のレシピを覚えたにすぎません。実際に料理をつくってみてはじめて腕も上達し、満足のいく料理ができあがります。実践あるのみです。明日から、いや今日から早速試してみてください。

Q9 4年間治療を中断していた人がHbA1c 11％以上で、体重減少、倦怠感があり受診しました。しかし最初からあまりやる気がなく、少し投げやりで横柄な態度です。どのようにアプローチすればよいのでしょうか？

A9 角度を変えてアプローチすれば、患者さんの違った顔が見えてくる！

人生いろいろ、治療中断の理由もいろいろ

　糖尿病をはじめとした慢性疾患では治療が長期におよび、ときには生涯にわたって継続する必要がありますが、当然、その経過中には治療を中断する患者さんも少なからずみられます。治療中断例では種々の合併症をもつ頻度

が高いことが知られており、糖尿病の療養指導ではこのような中断例をつくらないというのも大きな課題となっています。

　中断の原因としては自覚症状が少なく、がんなどと違い直接生命に対する危機感が乏しいという病気の性質上の問題、患者さん側の性格や社会的な背景に起因する問題も大きいのですが、実は糖尿病患者さんでは医療者側の対応が治療中断の大きな要因になっていることが少なくありません。

患者−医療者間の信頼が崩れると中断に繋がる

　私の外来にも、治療中断の患者さんが受診しましたが、中断の理由を聞くと、以前かかっていた主治医の悪口をさんざん並べ立て、中断はあたかもその主治医のせいであるといわんばかりに私に訴えていました。その態度に、スタッフはまさに質問にもあるように「自分のことは棚に上げて人のことは非難する、やる気のない、横柄な患者さん」という印象をもったようです。しかし、さらに話を進めて前の主治医の気に入らないところを聞くと、「糖尿病のコントロールがうまくいかないときに、診察のたびに厳しく責めるように叱られ、そのうち診察時には自分の話も聞いてくれなくなった」「ついには見放したような態度で、診察時に顔も見てくれなくなった」ということです。

　その主治医がそのような態度をとったのが事実であれば、もちろん論外です。ただ、診察時に患者さんを叱りつけ、うまくいかないときには見放すような態度で接する医師が、少なからずいるのも残念ながら事実です。さらに、信頼関係が崩れてしまうと、患者さんはその主治医が思っている以上に「自分が強く否定された」と感じてしまうものです。

視点を変えれば見えてくることがある

　ここまでは皆さんの日常の診療でもよくある光景かもしれませんが、このときに私はふと「この患者さんは、前の主治医の悪口よりもっといいたいことがあるのではないか」と考えてみました。わざわざ病院まで来て何年も前の主治医の悪口をいっても、この患者さんにとってはなんの得にもならない

わけですから、視点を変えて患者さんの気持ちで考えてみると、おそらく今までの話は「自分の話を聞いてほしい」という前振りだと考えたわけです。

　そこで、「そのときに食事や運動などの療養ができず、コントロールがうまくいかなかったのは、なにか大きな理由があったのですか？」と尋ねてみると、「実は、精神的な問題を抱えて引きこもりになっている30歳代の娘と同居しており、『そのようなことになったのは自分に責任があるのだ』と責められている」という話をおもむろに始めました。この話を聞いて、私も思わず「なるほど、そのような理由があったのなら」と変に納得してしまいました。

　このように「一見やる気のない、やりにくい患者さん」も、実は「やる気がないようにみえて、やりにくそうにみえる患者さん」であることがわかります。先日、少し話題になった推理サスペンス映画のDVDを観ていたら、そのなかで「幾何にみえて実は関数の問題」という言葉が謎解きのヒントとして出てきました。困難な患者さんにぶち当たったら、このように「患者さん側から考えてみる」というように、一度まったく視点を変えてアプローチしてみてはどうでしょうか？　やる気のない人は、まず病院には来ないのですから。

応用編　第**3**章

いつまでも
難しい
療養指導の
ピンチと悩み

Q10 療養指導を行ったあとで質問や感想を聞いたときに、「こんなのできっこない！ あんたらはできるのか？」といわれ、返答に困りました。どのように対応すればよいのでしょうか？

A10 知識の供給はいったん休み、患者さんの抱えている本当の治療のイメージを、患者さんの言葉で探り出すべし！

プラスとマイナスのイメージの同居

患者さん目線で考える

　最近は少なくなりましたが、以前はこのようにいう患者さんはたくさんいました。今でも、心のなかでこのようにつぶやいている患者さんは、案外多いのではないでしょうか？ 糖尿病の治療が「食事療法」「運動療法」「薬物療法」の三本柱からなっていることは、糖尿病療養指導士にとっては当然の事実ですが、患者さんの目線で考えたときにはどうでしょうか？

　医療従事者にとっては、患者さんに対して誤っている食事療法を是正し、適切な運動療法を指導し、病態に応じた薬物を決定して処方し服薬指導を行うことが日常化しています。これで、いかにも理想的な糖尿病の治療の完成ですが、患者さんからみるとこれらの療法の一つひとつが、医療者とはまったく異なった意味合いをもっていることが少なくありません。

患者さんそれぞれで異なる治療のイメージ

　つまり、スタッフは「それぞれの療法は糖尿病に欠かせない治療であり、合併症を防ぐためにはすべて欠くべかざるもの」と考えており、その期待される効果から、それぞれの治療に患者さんにとってプラスのイメージを描い

ています。しかし患者さんにとっては、それぞれの治療にプラスのイメージだけでなく、マイナスのイメージも同居しています。どの治療に、どのようなイメージを、どの程度もっているかは、糖尿病に対する理解度や自分の病状に対する理解度などによって個々の患者さんで異なります。また同じ患者さんでも、変化する心理的状態や家庭、職場環境、療養を続けている途中で経験から学んだ知識などによっても異なってきます。

イメージづくりの重要性

　この「イメージ」というのは非常に大事で、患者さんがときには漠然と、ときには確信に近い形でもっているもので、必ずしも正しい知識から得られた正しい理解で形づくられているとはかぎりません。教育による知識の供給で是正されるイメージもありますが、大部分は最初にもっているイメージが、その後の療養期間中ずっとついて回ることが多くみられます。

　たとえば、ある患者さんは食事療法と運動療法にはマイナスイメージで、薬物療法にはプラスイメージ、ある患者さんは食事療法と薬物療法にはマイナスイメージで、運動療法にはプラスイメージをもっています。あるいは、「食事療法、運動療法のこういう点はプラスで、こういうところはマイナス」「薬物療法よりむしろ民間療法にプラスイメージ」というように、個々の患者さんで非常に多種多様のイメージが存在します。

　ここでいう「プラスイメージ」とは「これならできそう」「これをやればきっとよいことがある」などで、逆に「マイナスイメージ」は「これはできそうにない、やるのがつらい」「これをやってもなにも（あまり）よいことはない」などです。スタッフは往々にしてこのイメージを「誤った理解」として捉え、正しい知識を懸命に伝えることで是正しようとしますが、このイメージは必ずしも知識不足からつくられているわけではありません。もっと根深い、本能的とはいいすぎですが、その患者さんの長年の生活歴からつくられていることが多いのです。

イメージづくりの落とし穴

　もちろん、療養指導によって変えられるイメージもたくさんありますし、むしろこのイメージをプラスの方向へ変えておかないと、その療養生活は長続きしません。よくやる方法として、HbA1cや体重などは数字として変化が明確なので、これらの改善をプラスイメージに結びつけて指導します。「これをやればよいことがある」というイメージとして「HbA1c、体重の減量が重要ですよ」と指導することで、患者さんもいろいろな治療の結果「HbA1cが下がった、体重が減った」ということがプラスのイメージとして形成されていきます。われわれスタッフ、とくに医師の立場からすると、このイメージを中心に診療をするのは非常に楽なので、外来でも往々にしてこの数値の推移だけで診療が終始することも少なくありません。

　しかし、この簡単で楽なイメージ形成には落とし穴があり、まさにチャンスはピンチです。HbA1cも体重も順調に改善しているときは、スタッフも患者さんも気づいていないのですが、このときのプラスイメージは患者さんが本当に望んでいる「よいこと」ではありません。あくまでも「体が楽になる、健康に関しての安心感が得られる」ことの代償にしかすぎないのです。

患者さんの抱えている本当のイメージを患者さんの言葉で探り出す

相手に通じる言葉で話す

　患者さんに療養指導を開始するときには、スタッフが当然と思っている糖尿病治療について、その患者さんがどのようなイメージを抱いているかを理解することが重要だと述べました。これはコラム（34ページ）でも書いた、療養指導を行ううえで「つねに念頭に置くべきこと」のなかの「患者さんの言語で話すことが必要である」にも繋がります。

　最近、よくスタッフへの講義で人気俳優のトム・クルーズとヨン様のスライドを映し、「このような患者さんが目の前に現れたら、どのように話しかけ

ますか」と問いかけます。当然、片言の英語や韓国語で語りかけるか、あるいは日本語がどの程度通じるかを確かめながら会話を進めていくはずです。糖尿病治療の大原則である食事療法、運動療法、薬物療法に関しても、その言葉や内容が、アメリカ人や韓国人に自分の言葉で通じているかを確かめながら話していくはずです。

患者さんのイメージを探る

　療養指導の開始時にはこの作業がもっとも重要で、自分たちの糖尿病に関する言葉が通じているかを確かめながら、患者さん自身が考えている、あるいは抱いている糖尿病に関するイメージを探り出すのです。具体的には、「食事療法は非常に大事ですよ」と話す前に、食事療法について「今までどのようにされていましたか？」「どう感じて（思って）おられますか？」「どのようなことをご存じですか？」「今までになさった経験がありますか？」「今までつらい思いをされたことがありますか？」「やっていく自信はありますか？」「やっていくうえで心配なことはありますか？」と問いかけていくことが必要です。これらの質問は食事療法にかぎらず、運動療法や薬物療法にも応用が利きます。

強いマイナスイメージを変える

　さて、食事療法に関する前記の質問で、患者さんの治療に対するイメージが浮かび上がってきたでしょうか？ よく勉強しているスタッフなら気づいたと思いますが、これらの作業は行動変容のステージをみる質問でもあり、エンパワメントや自己効力を高める療養指導の第一段階にも繋がります。

　患者さんが抱いている治療に対するマイナスイメージが、知識不足からくるものや、ただ漠然とした（なんとなく抱いている）ものであれば、この質問の作業のなかで十分修正が可能です。問題は、糖尿病に関する知識も十分あり、しかも非常にマイナスイメージが強い場合です。

　前述したように、このイメージは、その患者さんのこれまでの生活歴や生活習慣に加え、家庭や社会的環境、性格、価値観（人生観、健康観）、そのときの心理状態などが絡み合って形成されています。当然、このイメージをプ

第**3**章　いつまでも難しい療養指導のピンチと悩み

ラスの方向に向けていくには、一つの作業だけでは困難です。過去の生活歴は変えようがありませんし、性格もなかなか変わるものではありません。もし変えられるとすれば、家庭や社会的環境、価値観や健康観、心理状態ということになります。

急がば回れ、知識の供給はいったんお休み

患者さんの心理を安定させる

　これらに介入し、新しい療養行動を実施させ、それをこれからの生活習慣として継続させていくことが、まさに療養指導の本質でもあります。普段、われわれが行っている療養指導は、大部分は知識を供給し、正しい療養行動に導こうとする作業に終始しています。このような指導でうまくいくのはごく一部の患者さんだけです。つまり、家庭や社会的環境が整っており、健康に関する正しい価値観をもっており、心理状態が安定している患者さんです。逆に、療養指導の成否はいかに患者さんの健康に関する価値観を高められるか、いかに患者さんの家庭や社会的環境を整えてあげられるか、いかに患者さんの心理状態を安定させてあげられるかにかかっています。

　ここは基礎編でも述べたように「急がば回れ」で、明日の療養指導では知識の供給はいったんお休みして、一度、上の3つ（家庭や社会的環境、健康に関する価値観、心理状態）について、患者さんと話し合ってみてはいかがですか？ そのときに、どこから（どの項目から）かかわっていくことがこの患者さんにとってもっとも重要か、見えてくるはずです。

イメージを改めて探る

　質問に登場した患者さんは最後の最後に本音で反論してきましたが、指導のあいだずっと抱いていた気持ちを爆発させ、出しただけではないでしょうか？ 本当は指導のもっと早い時期に患者さんのイメージを探っていたら、患者さんのいろいろな想いがもっと引き出され、大噴火には至らなかったと思います。

　でも、よかったです。まさにピンチはチャンスで、こういう意見が出たと

きこそ指導のチャンスです。ここは変に反論するのではなく、素直に謝る姿勢で「そうですか、自分にはできっこないと思ってしまったのですか……」と患者さんの言葉を反復し、「すみませんね。で、どういうところが無理だと思われたのですか？」と話を繋げ、イメージを改めて探ってみてはどうでしょうか？ 自分にできるかどうかには答えずに、「あなたにできるところから始めてみましょう。あなたには、本当によくなってほしいので」と、あなたも本音をぶつけてみてください。

Q11 糖尿病患者さんではうつ病や心理的ストレスを抱えている人が多いと聞きますが、このような患者さんへの指導上の注意点として、どんなものがありますか？

A11 糖尿病患者さんの心のなかはわかりにくい！ 心理状態は推測ばかりせず、ズバリ聞くのが正解！

糖尿病とうつ病の関係

　欧米では糖尿病患者さんではうつ病の合併が多く、またうつ病患者さんでは糖尿病の合併が多いことが疫学的に報告されています。わが国では大きな疫学調査はなされていませんが、その傾向が多い可能性は認識されています。

　正確なうつ病の診断は精神科の領域になりますが、軽いうつ傾向、あるいはうつ状態ではないにしろ、なんらかの心理的ストレスを抱えている患者さんには、日常の診療ではよく遭遇します。患者さんの糖尿病の療養行動に対するイメージに影響を及ぼす大きな要因のなかで、家庭環境や家族のサポート、職場の環境などの社会的な背景と、患者さん自身の健康に対する価値観

とともに、患者さんが抱えている心理的な背景も重要な要因の一つです。

指導中の心理状態が継続治療に関与する

　患者さんが療養指導を受容し、適正な行動を継続していくためには、そのときの患者さんの心理状態が大きく影響することはいうまでもありません。もちろんそのときの心理状態は、家族や職場などの社会的な要因にも大きく左右されています。

　入院中の患者さんにスタッフが指導したときには、糖尿病の療養指導は比較的容易で、患者さんもスムーズにいろいろなことを受け入れてくれます。これは入院という環境のなかで、家庭や職場から切り離されていることで、患者さんは療養に専念でき、安定した心理状態で指導を受けることができるからです。

　しかし一見、入院中は安定してみえる患者さんの心理状態も、よくよく覗いてみるとさまざまな感情が複雑に絡み合っています。患者さんの療養行動の受け入れや退院後の継続した療養に大きく差が出るのは、患者さんの知識・技能の習得が未熟なためではなく、実際に指導を受けたときの心理状態が大きく関与している場合が多いのです。では、患者さんはどのような心理状態、あるいはどのような感情をもって療養指導を受けているのでしょうか？

糖尿病患者さんのわかりにくい心理プロセス

　質問にあった患者さんは、よく応用されている、古典的な病気の受容の心理プロセスから考えると「対象喪失」「衝撃・ショック（不安・混乱）」「防衛的退行（否認・逃避）」「承認（怒り・抑うつ）」「受容」のいずれかの段階でしょうか？　あるいは、精神症状としての強い不安、強迫状態、抑うつでしょうか？

　実際に臨床の場では、糖尿病患者さんでこのような心理プロセスでの段階（ステージ）を決めることが困難な場合が少なくありません。というのは、がんや死に直結する不治の病のように、死に対する大きなくくりの概念や恐怖

に対する受容に比べ、糖尿病ではもっと個々の患者さんの生活に密着した、項目別の受容のプロセスが必要になるからです。たとえば、糖尿病という病気に対する受容と、インスリン治療に対する受容で差が出たり、薬物療法や運動療法は受容できても食事療法に関してはつねに防衛的退行を示したりする人も多くみられます。

　喪失感情の強い時期に一生懸命指導するのは、ただ無駄な時間を費やすことになりかねませんし、不安や否認、逃避感情の強い時期の指導は、かえって継続した療養行動から遠のける結果になりかねません。皆さんは指導することに一生懸命で、患者さんの心理状態まで考えている暇はないし、「いくら考えても、それが正しいかどうかわからない」と思うかもしれません。「仮にわかったとしても、指導の内容をどのように変えてよいのかわからない」という人も多いのではないでしょうか？

　しかし、ちょっと待ってください。ここは、ピンチはチャンスです。患者さんの心理状態や感情は必ずしも正しくは把握できませんが、糖尿病に関して抱いているさまざまな心理的な背景や感情は個々の患者さんで異なっており、そのことをわれわれスタッフが理解しようとしているという姿勢が大事なのです。その姿勢は患者さんにも伝わり、自然と患者さんのほうから心を開いてくれるようになります。では、どのようにして患者さんの感情や心理状態を把握し、指導していけばよいのでしょうか？

心理状態はズバリ患者さんに聞く

　答えは「まず患者さんに聞くこと」です。いくらベテランの糖尿病療養指導士でも、経験からいろいろと推理して判断した解答は必ずしも正しいとはかぎりませんし、その情報を得るためには時間もかかります。ズバリ患者さんに聞くことが、もっとも手っ取り早く、しかも正確です。

　最近、よく使われているPAID質問表や燃え尽き度質問表などを用いて、療養指導前に聞いてみるのも一つの効率的な方法です。この場合も単に質問表を渡して回収するだけでなく、質問表のそれぞれの項目について、患者さん

に確認しながら会話していくことが重要です。その過程が患者さんとのあいだに強い治療契約を結ぶプロセスに繋がりますし、患者さんが自分の糖尿病に関する思いを整理するプロセスにもなります。さらに、単に心理的な状態や感情の理解だけでなく、精神症状としてのうつ感情や不安神経障害の発見にも繋がります。

　心理的なアプローチが苦手で、臨床心理士にチームに入ってほしいと考えている皆さんも、まず自分自身の患者指導に対する心理状態を考えてみませんか？ 燃え尽きによる喪失感、否認、逃避、不安はありませんか？

Q12 療養指導の経験もある程度積んできましたが、どうしてもうまく指導できない症例に遭遇します。つい「この患者さんは誰が指導してもだめなのでは……」と思って、こちらがストレスを感じてしまいます。指導のポイントを教えてください。

A12 てこずり症例ほどうまくいったときにはやりがいも大きい！ まずは「患者さんが今いちばん気になっていること」を解決すべし！

「てこずり」と「やりがい」

今でも遭遇する「てこずり症例」

　医療従事者の講演を頼まれたときに、よく見出しのようなタイトルで話すことがあります。今から30年以上前に日本糖尿病学会のシンポジウムで「てこずり症例」がテーマに取り上げられ、その言葉の響きが印象に残っている

こともありますが、むしろ医師になって40年目に突入した今でも、この「てこずり症例」に遭遇し、頭を痛めている自分がいることが、このタイトルを選んでいる大きな理由です。医療従事者に対してというよりは、むしろ自分自身に対して講演している気持ちが強いのです。30年以上進歩していない自分に対しての歯痒い気持ちと、「まだまだ勉強しなければ」という心地よい向上心が同居していることを感じながら講演しています。病気を抱え、苦しんでいる患者さんに対して「心地よい」なんていうと不謹慎と思われるかもしれませんが、「てこずり症例」に出くわしたときの気持ちは、心地よいというのが紛れもない事実です。

「てこずり」は失礼な言葉？

　最近の「患者さん中心の医療」という考えから、「てこずり」という言葉は失礼に当たるということで使われなくなっており、「治療（指導）困難な症例」というのが適当なのかもしれません。しかし、私はむしろこの「てこずり」という言葉に愛情を感じています。辞書を引くと漢字で「手古摺り」、または「梃子摺り」と書き、「物事が思うようにならなくて、処置に困る。扱いきれずもてあます」とあります。その患者さんを見放すのではなく、「なんとか工夫はないか」「なにかきっかけはないか」と考えていると、「てこずり」という言葉にも十分心地よい感情を感じられるものです。

　一方、「やりがい」は「遣り甲斐」と書くのでしょうが、案外辞書には載っていません。「行いによって得られる効果、達成感」という意味ですが、英和辞典では「やりがい」「手応え」として challenge という言葉が当てられています。

「てこずり」の先に「やりがい」がある

　院内の勉強会でスタッフに「てこずり症例」と「やりがいのある症例」を聞いてみました。てこずり症例としては、以下のようなものがあげられました。

1. こちらの話を聞かずに自分のことばかり話し、なかなか指導が前に進まない。

2. 誤った知識での思いこみが強く、こちらの指導をなかなか受け入れない。
3. 指導してもあまり反応がなく、理解しているのかしていないのかが掴みにくい。

一方、やりがいのある症例としては以下のようなものがあげられました。

1. こちらの指導を理解して療養行動を実行した結果、その結果を報告にきて感謝されたとき。
2. 自分でも「指導が難しい」と思っていた人が、回数を重ねていくうちに徐々に変化していったとき。
3. 自分一人ではなく、チームとしてアプローチし、うまく期待どおりに指導が進んでいったとき。

まさに、てこずりとやりがいは紙一重というか、てこずり症例ほどうまくいったときにはやりがいも大きいのかもしれません。

「てこずり症例」の指導を継続するコツ

では、このてこずり症例に対するアプローチを考えてみましょう。てこずりにしてもやりがいにしても、なによりもまず指導が継続することが大事ですから、いかにして継続させるかということを心がける必要があります。それには初診での対応が非常に重要です。初診時にできるだけ患者さんの話を聞いて、「ここの病院に任せてみよう」と思わせるのがコツです。

初診時には、相手はこちらの様子を探りながら話す場合が多いです。そのときにこちらが患者さんを否定するような態度をとると、患者さんは敏感に察知します。ところがてこずり症例のなかには、関係のないことはよく話すのですが、こちらが知りたいことはほとんど話さないという人がいます。いくら初診が大事だからといっても、時間にはかぎりがありますので、あまりに長くなるとこちらもつい、いらついた顔になりかねません。

そんなときのコツは、「このように話すことで、この人はわれわれに期待をかけているのだろうなあ」と思いつつ、ある程度聞いたら「そのなかであなたがいちばん気になっていることはなんですか？」と問いかけてみることで

す。「なにか一つを選べ」といわれると、患者さんが自分のなかで本当はなにを伝えたいかの整理がつきます。そうすれば、それに答えてあげれば、あとはこちらのほしい情報を手に入れることができます。一度試してみてください。やりがいは英語で「challenge」ですよ！

患者さんは今なにがいちばん気になっているのか

「いちばん気になっていること（心配なこと）はなんですか？」という問いかけは非常に重要で、患者さんはこの「いちばん気になっていること」への答えが見つからないと、ほかのことは頭に入らないし、身につかないことがよくあります。これは、糖尿病の療養指導にかぎらず、ほかの疾患でもよくみられることです。

ある訴えをもって受診した患者さんで、ときにはその訴えとは関係のない重要な病気が見つかることがあります。あるいは、今の専門化した医療の現場では、医師のほうは医学的に重要な疾患、しかも自分の専門分野の疾患を探そうとして検査を進めていくこともよくあります。そのようなとき、患者さんはなにか新しい、大きな病気を見つけた場合には確かに喜んではくれますが、そうでないときには「最初の症状はどこへいったのかしら？」と、多少の不満足感が残るようです。

入院のカンファレンスで、一生懸命に病気を見つけようとして検査を進める研修医に、「ネクタイを買いに来たお客さんに、いくらお客さんのためとはいえ背広や靴や帽子を勧めて売りつけても、必ずしも喜ばれないよ。まずネクタイを選んでからほかの服装も整えるように勧めて、はじめてお客さんは満足してくれるはずですよ」と、よくいっています。もちろん患者さんは品物を買いにきたお客さんではないので、このたとえは不謹慎かもしれませんが、医療の原点が医学的な専門知識を駆使して患者さんに健康と生命予後、QOLの確保という商品（？）を提供するサービス業であるという今風の考えに立てば、あながち的外れではないかもしれません。

あなたの患者さんのもつ「てこずり」は

　話は逸れましたが、少なくとも糖尿病の療養指導においては、患者さんが今なにいちばん興味をもっているのか、今なにをいちばん心配しているのかを知ることが重要であることは、間違いありません。このような問いかけに対して、あなたの前のてこずり患者さんは、どのように答えましたか？ おそらく患者さんの声は以下のようなものでしょう。

1. 自分が糖尿病なんかになるはずがないのに……。
2. まあ、今までの生活習慣を考えると糖尿病になっても仕方がないか……。
3. ああ、なんで糖尿病なんかになってしまったのだろう……。
4. 合併症が出たらどうしようかと不安で仕方がない。
5. これから糖尿病の療養をうまくやっていけるだろうか？
6. なんとか糖尿病が治らないだろうか？
7. よし、この機会に糖尿病の治療をきっちりやっていくぞ！ そして、治してやるぞ！！
8. 糖尿病ってそんなに怖い病気なのでしょうか？
9. こんなに元気なのに、本当に糖尿病の治療を受けないといけないのだろうか？
10. ○○がいうので、仕方がないから入院（受診）したのですが……。
11. まあ、病院に任せておけばなんとかなるでしょう……。
12. どうせ、できないことはできないのだから、できることだけでも聞いておこうか……。

　いかがですか？ 当てはまる患者さんはいましたでしょうか？ えっ、大部分の患者さんが当てはまってしまったのですか？ そうでしょう。気づきましたか？ 大多数の糖尿病患者さんは、ある意味でなんらかのてこずりの部分をもっているものなのです。

　さて、上記の返答のなかで、どの答えの患者さんがいちばんてこずりそうですか？ 本書でこれまでもやってきたように、いくつかのパターンに分けて

みましょうか。療養指導に対する気持ちが前向きなのか、後ろ向きなのか、それともさまよっているのか……その答えがみつかれば、あなたの療養指導も前向きになり、ストレスも減るはずですよ！

> **Q13** 「糖尿病に関して、今なにがいちばん気になっていますか？ どう感じていますか？」という問いかけに対する患者さんの答えをどう受けとめたらよいでしょうか？

> **A13** 「なぜ、この患者さんは私にこのように答えたのだろう」と考え、患者さんの回答に込められたメッセージを聞くべし！

あなたは患者さんの答えをどう考えますか？

　患者さんに今いちばん気になっていること、感じていることを聞いてみたときにさまざまな答えが返ってきます（Q12［74ページ］）。その答えから、それぞれの患者さんへのアプローチを考えてみましょう。

　まず、以下のような回答はどうでしょうか？

1. 自分が糖尿病なんかになるはずがないのに……。
2. まあ、今までの生活習慣を考えると糖尿病になっても仕方がないか……。
3. ああ、なんで糖尿病なんかになってしまったのだろう……。

　よく勉強している糖尿病療養指導士なら、「ははん、心理の本によく出てくるパターンだ」と思ったのではないでしょうか？「1は否認、3は悲嘆で、どちらかというとマイナス感情」「2はなんとなく糖尿病のことを受け入れている受容の段階で、どちらかというとプラス感情」というように分析し、パターン分けしませんでしたか？

第3章 いつまでも難しい療養指導のピンチと悩み

ところが、本書はいつも逆転の発想で、チャンスと思ったときにはピンチの落とし穴が待っています。この3つの答えは、ほとんどの糖尿病患者さんがいずれかを選びそうな、ごくありきたりなものだと思いませんか？ そうです。皆さんの質問に上記のように答えたのは、3人の患者さんではなく、1人のごくありきたりの糖尿病患者さんなのです。

　大部分の糖尿病患者さんでは、「自分が糖尿病になっても仕方がないか」という気持ちと「なるはずがないのに」という気持ちが共存しており、結果として糖尿病になってしまったことに対し「ああ、なんで糖尿病なんかに……」という気持ちに至っているのです。つまり1〜3は、糖尿病に対する異なった患者さんの異なった気持ちではなく、ある意味ではほとんどの糖尿病患者さんに共通する気持ち、感情で、そのステージが違うだけということができます。

なぜ、患者さんはこの答えを選んだのか？

　ここで重要なことは、スタッフの「いちばん気になっていること、感じていること」という質問に対して、どのような患者さんが、どの答えを選んだかということです。つまり、選んだ答えによって単純に患者さんの糖尿病に対する受け入れのステージを判断するのではなく、目の前の患者さんがなぜこの答えを選んだのかを考えてみることが大事なのです。

　たとえば、1の「自分が糖尿病なんかになるはずがないのに……」と答えた患者さんを、単に「まだ否認のステージだ」と分析するのではなく、「なぜ、この患者さんは糖尿病を否認しているのか？」「なぜ、この患者さんは私たちに否認の答えを返してきたのか？」と考えてみてください。糖尿病になったことを本当に否認している人は、まず病院には来ないし、皆さんの前で療養指導を受けることは少ないはずです。皆さんの前にいる患者さんはなんらかの形で糖尿病を受け入れ、受診し、入院しているはずです。それなのに、このような否定的な答えを返してくるのは、なぜでしょう？

　そうです。この否認に思える答えは、われわれスタッフに対する、患者さ

んからのメッセージなのです。

どのような患者さんが答えたか？

　では、この答えのなかにはどのようなメッセージが込められているのでしょうか？ それは、どのような患者さんが答えたかによって当然変わってくるはずです。つまり同じ答えであっても、家族歴もなく肥満もない人で運動もある程度心がけている人と、家族に糖尿病の人がいて運動不足で肥満気味の人が、「自分が糖尿病なんかになるはずがないのに……」と答えるときには、送られてくるメッセージは変わってくるはずです。

　前者の場合は糖尿病に関する知識の不足や誤解が根底にある場合が多く、後者の場合は糖尿病に関する知識不足に加え、自己の生活習慣や体型に関して歪んだ自己認識をもっている場合が多いはずです。当然、療養指導のアプローチも変わってきます。

　同様に2、3のように答える患者さんも、「なぜこの患者さんがこのように答えたのだろう」と考えることによって、やはり糖尿病に関する知識不足や自己認識の歪みがあきらかとなるはずです。患者さんの答えから糖尿病の受容のステージ分類をすることも重要ですが、「なぜ、この患者さんは私にこのように答えたのだろう」と考えてみて、そのメッセージに耳を傾けてみてください。

広く活用されている質問表

　最近、患者さんの糖尿病に対する感情や療養行動を評価するときに、PAID質問表やインスリン治療に対する質問表のような、客観的な評価が可能な質問表が広く使われるようになってきました。このような質問表は、医師や医療従事者が個々に自分の裁量で問診や質問表で得ていた情報を客観的に、しかも効率的に得るのに非常に便利です。しかも、ある患者さんの療養指導前後や、複数の患者さんを群として捉えて、いくつかの群のあいだの相違点や共通点を比較検討することにも使えますし、新しい治療法や介入を行ったと

第3章　いつまでも難しい療養指導のピンチと悩み

きにも、その効果を客観的に評価する手段として使えるかもしれません。

　今後、各施設でこのような共通の質問表を用いた臨床研究やアプローチがどんどんなされていけば、対象がどのような患者さんについての発表なのかが理解しやすく、さらにはほかの施設との比較や多施設研究などにも用いられていくことになると思います。

質問表は有用なツール

　質問表を用いると、患者さんとのあいだに共通の地図を置いて話すようになるので、通常の問診に比べて非常に要領よく問題点の整理ができ、有用なツールといえます。「てこずり症例」のなかに「こちらの話を聞かずに自分の気になっていることばかりを話し、なかなか指導が前に進まない」という人がいましたが、そのような患者さんも質問表の項目に沿って考えていくと話がわき道に逸れたりしないので、比較的経験の少ないスタッフでも、かぎられた時間内でベテランスタッフと同程度の情報を手に入れることができます。それでもわき道に逸れそうになったら、きわめつけの質問「ところで、いちばん気になっていることは？」で、話をもとへ戻してください。

質問表の回答はメッセージの一部にすぎない

　当然、本書の読者は、少なくとも PAID 質問表などいくつかの質問表はご存知でしょうし、もうすでに使っている人も多いと思います。しかし、ここで勘違いをしないでください。先ほど書いた「患者さんのメッセージ」は、質問表を使えば誰でも簡単に聞くことができるものと思っていませんか？

　私が皆さんにお勧めしているのは、「この患者さんは、なぜ私にこのような答えを返してきたのかを考えること」です。質問表で聞いているのはあくまでも糖尿病に対する感情などの自己申告であって、患者さんからのメッセージの一部にしかすぎません。

　では、メッセージを簡単に聞くにはどうすればよいでしょうか？　時間は少しかかりますが、そんなに難しいことではありません。まず患者さんだけで

質問表にひととおり回答してもらった後、その項目の一つずつについてもう一度質問し、患者さん自身の言葉で話してもらうこと、そしてそれを聞いてあげること（傾聴）です。時間のないときには、すべて聞く必要はありません。もっとも気になっていること、あるいはもっともマイナスイメージの強い項目を選んで聞くだけでも十分です。

患者さんのメッセージは十人十色

ここで、質問表をあいだにおいて、患者さんと会話を交わすことが非常に重要な作業になります。この作業で患者さんとのコミュニケーションがとれ、信頼関係（ラポール）が形成されます。逆に、ラポール形成のもっとも簡単な方法は、患者さんが糖尿病に関していちばん気になっていること、心配なこと、感じていることを傾聴し、受け入れてあげることです。おそらく、患者さんからはQ12（74ページ）であげたようなさまざまな答えが返ってくるはずです。そうすると、質問表でまったく同じ答えの人であっても、皆さんに伝えたいメッセージは十人十色、千差万別であること気づくと思います。

質問表の回答だけでは、その患者さんのパターンは理解できても、その結果を患者さんにフィードバックすることは難しいケースが多いのですが、このメッセージさえ聞こえれば、個々の患者さんをパターンとしてだけではなく、一人ひとりの患者さんとして理解でき、その後の療養指導に活かすことができます。

皆さんには、何とおりのメッセージが聞こえますか？「なぜ、この患者さんは私にこのように答えたのだろう」と、もう一度考えてみてください。

> **Q14** 「糖尿病に関して、今なにがいちばん気になっていますか？ どう感じていますか？」との問いかけのあと、具体的にはどのようにアプローチすればよいでしょうか？

A14 Dr.サトー流の秘伝のアプローチ!! でも、これも数あるアプローチの一つとして捉えるべし!

問いかけのあと指導する前に……

　患者さんに糖尿病に関する気持ちを問いかけたときの回答をもう一度見直してみましょう。まず、大きく分けて「糖尿病に対して前向き、あるいはすでに受け入れている」と考えられる回答を、改めて以下にまとめます。

1. まあ、今までの生活習慣を考えると糖尿病になっても仕方がないか……。
2. よし、この機会に糖尿病の治療をきっちりやっていくぞ! そして、治してやるぞ!!
3. どうせ、できないことはできないのだから、できることだけでも聞いておこうか……。
4. 合併症が出たらどうしようかと不安で仕方がない。
5. これから糖尿病の療養をうまくやっていけるだろうか?
6. 糖尿病ってそんなに怖い病気なのでしょうか?
7. こんなに元気なのに、本当に糖尿病の治療を受けないといけないのだろうか?
8. なんとか糖尿病が治らないだろうか?

　いくつかの回答は、一見否定、否認しているようにみえますが、基本的には糖尿病に関する知識不足によるところも多いです。このような患者さんでは指導をすぐに開始し、糖尿病がどのような病気かを含めた正しい知識の供給を行っていけば、問題なくそのあとの指導も進められるはずです。

注意すべき回答

　一方、以下のような回答はどうでしょうか?

a. 自分が糖尿病なんかになるはずがないのに……。

b.　ああ、なんで糖尿病なんかになってしまったのだろう……。

c.　○○がいうので、仕方がないから入院（受診）したのですが……。

d.　まあ、病院に任せておけばなんとかなるでしょう……。

　このような回答をする人は、いきなり一生懸命に指導し知識を供給しようとしても、十分伝わらなかったり、上滑りで終わったり、ときには患者さんが逃げ出してしまったりすることもあるので要注意です。このような人は、まず少なくとも前述の1〜8の回答に変わるまで、指導を開始する前に話し合う必要があります。

ステージが変わるまで患者さんと話し合う

それぞれへの対処法

　たとえば、a、bと答えた患者さんには、今までの生活歴や、職場、家庭環境について問診するなかで、糖尿病にはいろいろなタイプがあること、遺伝や過食や運動不足以外にも糖尿病になる危険因子はたくさんあることを説明していきます。その過程で患者さん自身が納得するような理由が見つかることがあります。「ストレスが大きな原因かな？」とか、「生活環境が変わって、知らないうちに糖尿病になりやすい生活スタイルになってしまっていたんだなあ」とか自覚するようになり、回答が前述1の「まあ、今までの生活習慣を考えると糖尿病になっても仕方がないか……」へ変わってきます。

　bの回答でも、悲嘆が強いときには「ところで、これからどうされますか？」「このままでは、心配なことはありませんか？」という会話を通じて、いつまでも悲嘆の領域に留めるのではなく、前述の3、5の回答が得られるように誘導してから指導を始めると効果的です。

　c、dの回答の患者さんには、「糖尿病について、どのようなことをご存じですか？」「不安な点はまったくありませんか？」とくり返し問いかけることで、前述の6、7、8の回答が返ってくるようになります。そのあとから指導してみてください。患者さんの講義に対する熱心さが大きく変わっているはずです。

第3章　いつまでも難しい療養指導のピンチと悩み

81

明日の指導では、一度、どのように会話していけば患者さんを指導しやすいステージへもっていけるか考えて、悩んでみてください。

ステージアップは時間をかけてでも行う

療養指導を開始する前に、まず指導を受け入れやすいステージにもっていくことが重要であることをお話ししましたが、日常の臨床では時間がなく、また指導に慣れてくるとスケジュールをこなすことが優先されるため、ついいきなり指導に入ってしまうことが多くなりがちです。まして、マニュアルやクリニカルパスなどを用いていると、知らず知らずのうちに指導の押しつけになってしまうこともよくあります。

しかし、多少時間がかかっても、この最初のステージアップの作業を、入院患者さんの場合には入院時の問診のときに、外来患者さんでも初診のときに、できるだけ要領よく行うことを意識しておく必要があります。意識して問診をとることで、慣れてきたら案外時間をかけずに前述の1〜8の答えが返ってくるようになるはずです。

一見「受け入れている」患者さんの落とし穴

知識を得ることと理解することは違う

さて、1〜8と答える人は案外指導を受け入れやすいとお話ししましたが、もう少し詳しく検討してみましょう。

これらの答えを返してくる人に共通していえることは、通常の講義で糖尿病がどのような病気なのかという知識をもってもらい、理解してもらうことで、大部分の人は解決がつき、さらに次のステージである「さて、これから何をすればよいのかな」という療養行動の具体的な問題に話を移していくことができます。つまり、「糖尿病とはどのような人が、どのようなことでなるのか、放置するとどのようになり（不利益）、治療することでどのようになる（利益）か」という、糖尿病の療養行動の利益と不利益を説明していけばよいわけです。

しかし、「そうは問屋が卸さない」です。知識を得ることと、理解すること
は違うのです。本書の「チャンスはピンチ」の発想でいくと、このような患
者さんにも落とし穴があります。1～8の答えのそれぞれについて、一緒に
考えてみましょう。

1. まあ、今までの生活習慣を考えると糖尿病になっても仕方 がないか……。

　このように考えている患者さんは、一見糖尿病になったことを受け入れて
いるように見えますが、実は案外まだ糖尿病のことを受け入れていない人も
多くいます。今までの生活習慣が悪いと知りつつ改めようとしなかったわけ
ですから、その習慣に居心地のよさを感じており、まだ未練が残っている可
能性があります。さらにこの未練は、今後療養を続けていくと抑うつに繋が
る可能性があります。このような場合には、過去に習慣を改善しようと試み
たことがあるかどうかが重要なポイントになります。

　試みてうまくいかなかった経験がある場合には、潜在的に「今回もできな
いかもしれない」という気持ちがあることが多いので、到達可能な目標を設
定し、できそうな療養行動から始めていくアプローチがよいと思います。逆
に、今までまったく改善しようとしなかった患者さんには、「なぜ、今までの
習慣が心地よかったのでしょうか？」「このまま続ければどうなると思ってい
ましたか？」という問いかけとともに、「よかったですね、今なら間に合いま
す。よい機会ですから、これからぜひがんばってみましょう」という励まし
のアプローチがよいでしょう。

2. よし、この機会に糖尿病の治療をきっちりやっていくぞ！ そして、治してやるぞ!!

　このように考えている患者さんは、いちばん指導がうまくいきそうに思い
ますが、案外、気負いすぎて療養行動が長続きせず、すぐに燃え尽きるか、
療養がうまくいかなかったときに「ああ、だめだったか！」と落ち込んで、
かえって指導前より悪くなる人がいます（失敗体験による自己効力の低下）。
この場合は、患者さんの勢いに少しブレーキをかけるくらいの指導のほうが

よく、できるだけ失敗体験をさせないように、あるいは失敗を経験しそうなときには、うまくいかなくて落ち込んでからフォローするのではなく、「うまくいかないときもありますが、心配いりませんよ」と、失敗する前に、前もって伏線を張っておくのがコツです（落とし穴作戦）。

3. どうせ、できないことはできないのだから、できることだけでも聞いておこうか……。
～見返りを提供する

このような患者さんは、一見、療養行動に対して斜めに構えていてやりにくいように見えるかもしれませんが、案外、そうではありません。今の自分に療養行動が必要であることは理解しており、また自分に何ができて何ができないかも、ある程度自己評価できている人が少なくありません。

このような場合は、療養行動を実行したときに、どの程度の成果が得られるかを具体的に提示してあげることがポイントです。つまり、成功報酬（見返り）があれば実行するというタイプなので、「この程度のことで、こんな成果が得られる」とか、逆に「これだけやっても、この程度の成果しかない」ということを話し合い、まずできることから開始します。自分で納得すると行動力はかえってあるので、最初のスタートさえうまくいけば、あとは自分でどんどんレベルアップしていく場合が多くみられます。

4. 合併症が出たらどうしようかと不安で仕方がない。
～不安を和らげる

このような患者さんも、皆さんの周りには多いと思います。この場合、2つのタイプがあります。一つは身近に糖尿病をもち、実際に合併症のために失明や透析導入、足の切断に至った人がいる場合、もう一つはただ漠然とした知識で「糖尿病は合併症が怖い」ということだけを聞いている場合です。どちらのタイプも不安感を取り除きながらの指導になりますが、後者の漠然と聞いているだけの場合は、「糖尿病を放っておくと合併症は怖いですが、今から養生すれば心配いりませんよ」という指導の入り方で、あとは問題なく受け入れられる場合が多いと思います。

しかし身近に合併症をもった患者さんがいる場合には、トラウマのように
かなり強い不安感をもっていることが多くみられます。そのような場合には、
その人がどのような治療経過で合併症が出たのか、つまり「放置や治療中断
をしていたのか」「一生懸命がんばっていたのか」「なにか合併症が出るほか
の要因はなかったのか」などに話題をもっていき、「その人とあなたは、こう
いうところが違いますよ」と不安を和らげてから、「あなたは、今から養生す
れば心配いりませんよ」ともっていって、指導に入っていくのがコツです。

5. これから糖尿病の療養をうまくやっていけるだろうか？
～まずスタートを切らせる

　このような場合にも、4と同じく大きく2つのタイプがあります。一つは、
まったく糖尿病という病気のことや療養の方法を知らなくて、ただ漠然と知
識不足、未知へのことに対する不安として自信をもてないタイプです。もう
一つは、今までに自分流に、あるいはほかの施設で指導を受けてがんばって
はみたが、結局挫折した経験のあるタイプです。

　知識不足や漠然とした自信喪失の人には、はじめからあまり厳密な食事療
法や運動療法の指導（エネルギー量の細かな計算や、運動の意義や効果など
の医学的な細かな説明）は避けるほうが無難です。スタッフはできるだけ明
るく、しかもできるだけ軽い会話で、「これだけやれば、十分ですよ。効果が
出ないようなら次を考えましょうか？」ともっていき、最初は患者さん自身
ができそうな目標を、できるだけ具体的に（運動なら、どのような運動を、
いつ、どこで、どれくらいの時間やるのか）、患者さんと相談しながら提示し
ていくのがポイントです。つまり、まずスタートを切らせることです。

　一方、今までに失敗体験がある人は、指導の導入はなかなか難しい場合が
多いです。下手に焦ってスタートを切らせてしまうと、すぐに挫折してます
ます自信を喪失してしまうケースが多くみられます。このような場合は、今
までの療養でうまくいった行動、たとえば「このようなときにはちゃんと運
動できた」とか「このようなときには食事もとりすぎずに、間食もせずにい
けた」という内容に話題をもっていき、その行動からスタートするのもコツ

です。

　問診でいろいろ聞かれれば聞かれるほど、過去のいやな体験がよみがえってきます。できたことの話題のほうが話しやすいに決まっています。皆さんもいやでしょう？ 失敗したことばかり、何回も何回も話題にされるのは……。

6. 糖尿病ってそんなに怖い病気なのでしょうか？
7. こんなに元気なのに、本当に糖尿病の治療を受けないといけないのだろうか？
〜半信半疑の患者さんには話しやすい雰囲気を

　6のような回答をする患者さんは、健康診断やドックなどで異常を指摘され、受診する場合に多いパターンで、7のような回答をする患者さんと共通するところがあります。つまり糖尿病と診断された、あるいは尿糖や高血糖は指摘されたが、自覚症状はほとんどない人です。

　糖尿病に対して6のように感じていても、その程度が軽い場合には皆さんの前に現れることはなく、異常を指摘されても放置している人が大部分です。自覚症状がないのに受診してきたのは、少なくとも「糖尿病が怖い病気である」「糖尿病は自覚症状がなくても治療が必要である」という知識だけはなんらかの形でもっているものの、いまだ半信半疑の状態で受診したと考えてください。

　さらに、このタイプの患者さんには、民間療法や健康食品の経験がある場合や、あるいは今後その方面にはしる人が結構多くみられるように思います。このような患者さんを、絶対に逃がさないようにしてください。

　それにはまず問診のときにあまり神妙な顔をせず、できるだけ穏やかな感じで患者さんの緊張をほぐし、話しやすい雰囲気をつくることが重要です。今までの治療歴や受診までの経過などを、患者さんが穏やかな雰囲気で話していくことで、今回、受診しようと決心したときの気持ちが思い起こされ、半信半疑の気持ちが「治療が必要である」という気持ちのほうへ傾いていきます。

　そこでおもむろに、「糖尿病は、どのように怖い病気とお考えですか？」「糖

尿病は、なぜ自覚症状がなくても治療をしなければならないのだと思われますか?」という質問をぶつけ、そのあとに療養指導に入っていけば、以後の指導がスムーズにいく場合が多いはずです。さらに、通常は糖尿病の初診の患者さんには脅すなど恐怖感を与えるような指導をしないほうがよいのですが、このような患者さんには、脅す必要はないまでも合併症などの怖さに関する知識を正確に伝え、多少怖がってもらったままのほうが療養行動に結びつきやすいと思います。

さて、6と7の回答の微妙な違いには、気づきましたか? 6の場合は、糖尿病という病気に対して不安と疑問を抱いており、その受け入れに対して半信半疑です。7の場合は、糖尿病という病気（あるいは病名）はすでに受け入れており、その治療に関しての疑問をもっていると考えられるので、7の患者さんのほうが、少し指導がやりやすいと考えてよいと思います。

8. なんとか糖尿病が治らないだろうか？
〜患者さんが本当にほしい答えはなにか

このような気持ちや考えは、ある意味ではすべての糖尿病患者さんがもっている共通の思いかもしれません。しかも、糖尿病の診断を受けた初期の段階のときだけでなく、治療中の療養がつらいときや燃え尽きそうなとき、HbA1cなどで成果が出なかったとき、合併症が出たときなどなど、つねに糖尿病の療養生活のなかで反復して頭をもたげてくる気持ちでもあります。このような人も、民間療法などに走りやすいタイプです。

このような患者さんに対し、「知識は正確に伝えるべきだから」といって頭ごなしに「残念ながら糖尿病は一生治りません」と答えたり、あるいは少し上達してきたスタッフだとやわらかな物腰で「残念ながら一生治りませんが、養生すれば心配いりませんよ」とワンパターンで答えたりしていませんか? しかし、よくよく考えてみてください。なぜ、患者さんは皆さんにこのようなわかりきった質問をぶつけてきたのでしょうか? 気づいてあげてください。患者さんの聞きたいのは「治るか治らないか」という質問への回答ではなく、「つらいですね」「大丈夫ですか?」という皆さんの一言であることを。

いかがでしたか？ 患者さんの回答のなかには、皆さんへのたくさんのメッセージが込められていることが多いでしょう。

　以上は私の経験からのワンポイントアドバイスですが、皆さんも今までの経験から1〜8のように答えた患者さんで療養指導がうまくいった、うまくいかなかった場面が、このほかにもあると思います。ここにあげた対策も、絶対に正しいアプローチではなく、数あるアプローチの一つとして目の前の患者さんにぶつけてみてください。

　次に、注意すべき回答へのアプローチを考えてみましょう。

注意すべき回答へのアプローチ

マイナスイメージの連鎖

a. 自分が糖尿病なんかになるはずがないのに……。

b. ああ、なんで糖尿病なんかになってしまったのだろう……。

　この2つの回答に共通しているのは、糖尿病に対して非常にマイナスなイメージを、すでに抱いている点です。つまり、「糖尿病というのは非常に厄介で、つらい病気で、自分の未来は真っ暗だ」というイメージが強く形づくられています。この気持ちは、回答にある「なんか」という言葉に表れています。

　このような回答をする患者さんは、親戚や身近な友人に糖尿病の人がいるケースが多くみられます。しかも、その患者さん自身がインスリン注射に煩わされていたり合併症に苦しんでいたりと、糖尿病に対して強いマイナスイメージをもっている人が多くみられます。この場合、まさにマイナスイメージの連鎖です。

　なかには、身近な患者さん自身は糖尿病を受け入れてきっちりと養生を続けている場合もありますが、その場合でも「あのような養生は自分にはできない」とか、「なんであんな養生が続けられるのだろう」とつねづね感じており、自分のなかにはすでに糖尿病に対する強いマイナスイメージができあがってしまっています。このような患者さんへのアプローチのコツは、まずその患者さんが糖尿病に対してマイナスイメージを抱くに至った要因である患

者さんに対してアプローチする気持ちで接することです。

話題の中心を第三者に置き換える

　糖尿病に対するマイナスイメージが強く、うつ感情に近い気持ちのときには、自分に対する指導はなかなか受け入れられないものです。そのようなときでも、人の話としては素直に聞けることも多いので、話題の中心を、その影響を与えた患者さんにもっていってみてください。

　たとえば、インスリン注射を煩わしく思い、合併症に苦しんでいる患者さんがいる場合、以下のような質問をしてみてください。

　「その患者さんは、どのような気持ちでインスリン注射をしているのでしょうか？」

　「その患者さんは、合併症が出たことに関してどのように感じているのでしょうか？」

　「その患者さんは、糖尿病といわれたときにどのように感じたのでしょうか？」

　これらの質問は、本来、皆さんが指導しようとする患者さんに投げかける質問ですが、その質問を第三者宛てにすると、患者さんは自分に対する質問ではないので、いろいろと考えて答えを出そうとします。当然、その答えのなかには、その患者さんの本音の答えが隠されています。漠然とした糖尿病に対する強いマイナスイメージのなかで、実はどの部分がもっともつらいと感じているのか、厄介と感じているのかが明確となってきます。

プラスとなる項目を探し出す

　次に、「あなたの場合は、その人とここが違うと思いますよ」という形で、そのマイナスイメージを一つひとつ解きほぐしていきます。あるいは「こうすることで、そのマイナス面から逃れられますよ」というようにアプローチしてみてください。

　逆に、身近な患者さんが、きっちりと養生を続けている場合ですが、この場合も基本的には同じアプローチです。まずその患者さんに話題をもっていき、「その患者さんは、なぜそのようにうまく養生できているのでしょうか？」

「その患者さんも、最初に糖尿病といわれたときには、あなたと同じ気持だったのでしょうか？」と問いかけてみてください。

ただし、この問いに対し患者さんが「あの人は特別」とか「あの人はよくやっている」とかいう返事をする場合は要注意です。自分とかけ離れた人の成功例は、その患者さんにとってはあまりプラスにはなりません。かえって「自分にはできない」という気持ちを強くさせてしまいかねません。この場合はあまり深入りせず、「そうですね、その人とあなたは違うかもしれませんね」と潔く引き下がり、「でも、あなたならこのようなことができるのではありませんか？」と、療養にとってプラスとなる項目を一つでも探してみてください。

一度固まったマイナスイメージを払拭するのは難しいですが、少なくともマイナスイメージが形成されたのと同じくらいの時間はかかるつもりで、根気よく、そして最後には「今からなら大丈夫ですよ」「あなたなら大丈夫ですよ」という気持ちで接することも忘れないでください。ピンチはチャンス！やりがいがあるでしょう？

「やりやすい患者さん」に要注意

さて、患者さんの糖尿病に対して抱いている、あるいは感じている回答の、最後の2つのパターンの患者さんへのアプローチについて考えてみましょう。

c.　○○がいうので、仕方がないから入院（受診）したのですが……。

d.　まあ、病院に任せておけばなんとかなるでしょう……。

このような回答をする患者さんは、入院中は非常におとなしく素直で、療養指導の内容も比較的よく理解し、一見糖尿病を受け入れているようにみえることが多いです。もし、前記の質問に対する回答の情報がない状態で皆さんの前に現れていたら、おそらく大部分のスタッフから「やりやすい患者さん」と思われている場合が少なくありません。しかし、このような患者さんこそ要注意です。チャンスはピンチです。

背景にあるのは人任せの気持ち

おとなしく素直な患者さんが、すべて糖尿病の療養に前向きとはかぎりま

せん。皆さんの指導を黙ってニコニコと受け入れているようにみえる患者さんのなかに、この2つの回答をする患者さんがかならずいるはずです。そのような人のなかには、療養に対して実際に行っている行動は前向きなのですが、気持ちのうえでは必ずしも前向きではない場合が多くあります。

　もしこのような患者さんが、入院中はなんの問題もなく皆さんにニコニコとして「がんばります」といって退院しても、その後は比較的早い時期にコントロールを乱し、ときには入院前よりかえって悪くなることさえあります。逆にいうと、一見、素直でおとなしい患者さんのなかから、このような患者さんをできるだけ見つけだし（つまり、前記のc、dの回答を引き出し）、そのような患者さんには通常のマニュアルやパスに沿っただけの一辺倒の指導に終わらないよう、注意する必要があります。

　気づいた人もいるかと思いますが、この2つの回答に共通しているのは「糖尿病」という言葉が抜けていることです。つまり、このような人は糖尿病にこだわらず、おそらくほかの病気であっても「仕方なく……」「病院に任せれば……」という気持ちが強い場合が多いのです。とくに高齢者にはこのタイプの人が多いかもしれません。

　糖尿病はほかの病気とは異なり、病院での治療より日々の生活のなかでの継続した自己管理が非常に重要です。ですから、そのために必要な糖尿病という病気に対する受け入れと理解、さらにそれを療養として継続していくサポートが必要となってきます。そのためには、「仕方なく……」「病院に任せれば……」という気持ちのままでは、その後の療養がうまくいかないのも当然かもしれません。

問いかけることで問いかけさせる

　では、このような人には具体的にどのようなアプローチをすればよいのでしょうか？　とくに正解があるわけではありませんが、一つの方法として、ここまでに考えてきた1〜8、a〜dの回答に対するアプローチを使ってみてはどうでしょう？

　つまり、このような患者さんに対して「糖尿病について、今までどのよう

なことをご存じですか？」「糖尿病に関して不安な点はまったくありません
か？」「糖尿病の治療で望むことはありませんか？」とくり返し問いかけるこ
とで、糖尿病にかかわった1〜8、a〜dの回答が返ってくるようになるはず
です。指導前、あるいは指導中にその段階まで誘導しておくと、その後のド
ロップアウトがかなり減るはずです。

　質問のない患者さんほど要注意！チャンスはピンチ！患者さんに、問いか
けることで、患者さんに問いかけさせる!! ぜひ試してみてください。

応用編　第**4**章

さらに前を目指すときの療養指導のピンチと悩み

Q15 療養指導の経過中に、主治医に内緒で民間療法やサプリメントを併用している患者さんが多いのに驚いています。やめさせたほうがよいのでしょうか？

A15 性格別に要因を再分析し、経過を観察しつつ、網を張って見守るべし！

糖尿病と健康番組

情報に翻弄される患者さん

　いわゆる民間療法に手を染めている人は非常に多く、さらにサプリメントの併用を含めると半数以上、なかには70～80％ともいわれます。以前、テレビのある健康番組で「納豆を毎日食べるだけで減量効果がある」というダイエット法が放送されました。しかし、実はこのとき放送されたデータに捏造の疑いがあるとのことで連日騒がれたことは、皆さんもよくご存じかと思います。

　私がこの報道を見ていてまず思ったのは、「慌てて納豆を買いに行った人のなかに、きっと糖尿病の患者さんがたくさんいるのだろうな」ということでした。翌週の外来で、患者さんにやんわりと「まさか、納豆を買いに行きませんでしたよね？」と訊ねると、案の定、何人かの患者さんは照れ笑いをしながら「実は、翌日買いに行ったら、もう売り切れていました」と話してくれました。

糖尿病患者さんが報道をすぐに信じてしまう理由

　「先生には、転勤しても開業しても一生ついていきますから、よろしくお願いしますよ」と、診察のたびに毎回のようにいっていた患者さんが、必死になって何軒ものスーパーマーケットで納豆を探し求めていたかと思うと、愕

然とするとともに、ついつい苦笑いをしてしまいました。皆さんも「私が、あんなに一生懸命に糖尿病のことを説明し、食事療法や運動療法のことを指導しているのに、なぜあんな民間療法なんかに手を出すのかな」と、憤慨とともに、ついつい患者さんを責めたくなる気持ちになったこともあるのではないですか？

　糖尿病にかぎらないかもしれませんが、患者さんはなぜ、このような報道にすぐに乗ってしまうのでしょうか？ がん患者さんの場合では、有効な治療法がなく、医師に見放されたように感じたときによく民間療法に手を伸ばします。では、糖尿病では医師に見放されたわけではないのに、なぜわざわざ民間療法を行うのでしょうか？

　それは、糖尿病には治癒に至る有効な治療薬がなく、しかも長い期間継続した治療が必要な慢性疾患であることが、大きな要因と思われます。

クチコミとマスコミ

怪しい情報はクチコミとマスコミから

　一般に、民間療法や医学的に確立されていないような治療法を患者さんが実行するときには、多くの場合、クチコミかマスコミによって情報を得ています。このクチコミとマスコミが曲者で、多くの患者さんは、病院での医師や医療従事者の言葉よりも、クチコミやマスコミの言葉に心を動かされます。

　「仕方がないなあ、あの患者さんは！ あんな情報に惑わされて」と呆れ、諦めるのではなく、ここは「ピンチはチャンス」流に、一度「なぜあの患者さんはわれわれの言葉よりも、あんな情報を信じてしまったのだろう？」と考えてみませんか？ あるいは、逆に「このクチコミとマスコミを療養指導に利用する手はないだろうか」と考えてみるのはどうでしょうか？ この逆転の発想が、本書のまさに狙っているところであり、得意とするところなのです。

マスコミ・クチコミを利用する

　クチコミの利用法としては、皆さんが伝えたいことをほかの患者さんから伝えてもらうという方法があります。糖尿病の患者会を利用したり、病棟で

第4章 さらに前を目指すときの療養指導のピンチと悩み

は同じような患者さんでうまく療養ができている人と同室にしたり、あるい
は一緒に指導をしながら患者さん同士が情報を交換できる場を設定したりす
るのはいかがでしょうか？

　マスコミを利用する手立てとして、残念ながら皆さんの誰もがマスメディ
アに出演できるわけではありませんので、皆さんが指導したい内容に沿った、
報道の教材を提供する方法があります。あるいは、皆さんの指導内容をオリ
ジナルのテキストとして作成し、単に活字にするだけでも説得力に差が出て
くることもあります。

　いずれにしろ、クチコミとマスコミに弱い人は、逆に療養指導のアプロー
チの仕方を変えれば、むしろうまく糖尿病の療養を実行してくれる人でもあ
る可能性が高いといえます。

　では、クチコミとマスコミに惑わされて、民間療法に手を染めてしまうと
きの患者さんの心理は、どのような状態なのでしょうか？

皆さんの患者さんも手を伸ばしている

いわゆる民間療法とは

　民間療法といっても、「カエルの皮を食べる」といった胡散臭いものから、
漢方に近い治療でその効果が期待できるものまで数多くあります。また最近
では種々のサプリメントや保健機能食品なども、糖尿病患者さんのあいだで
は、とくに広まっているように感じられます。

　いずれも、西洋医学的には標準外の治療で、保険適用外の治療ですが、民
間療法はその効果の科学的根拠がより乏しい、あるいはより十分でない療法
と定義しておきます。このような民間療法のなかには、古くから長く伝承さ
れているものもありますが、大部分は次々と現れては消える出典不明のもの
が多く、おもにクチコミや折り込みチラシ広告などで広がっている治療法が
多くみられます。

大勢の民間療法経験者にどうかかわるか

　皆さんの前にいる患者さんも、おそらく半数以上の人は過去に、あるいは

今現在も、なんらかの民間療法に心を奪われていると思って間違いないでしょう。これだけ大勢の人が民間療法にかかわっているとなると、療養指導をしていくうえで「病院での指導さえ守っていれば、少々のことには目をつむっておきましょう」ではすまされなくなります。

というのも、これらの民間療法のなかには、糖尿病に対する効果が期待できないだけではなく、ときには有害となりうる治療もあるからです。また、これだけ大勢の人が民間療法に興味をもっているという事実からは、この問題が単に個人の性格や心理的な問題だけではなく、社会的な背景、医療者側の問題なども複雑にかかわっている可能性が考えられます。つまり、個人の問題として捉えられるのであれば、その患者さんに対して民間療法をやめるようにアプローチするだけでよいのですが、ほかの要因が強い場合には、当然、個人に対するアプローチだけではうまくいきません。

社会的な要因と医療者側の問題

社会的には、前述したように氾濫するマスコミからの健康情報や、「皆がやっているから自分もやってみよう」という集団的な心理も大きく作用しますし、知人や家族の勧める治療に対して「せっかくいってくれているのだから」「断るのも悪いから」といった、日本人的な遠慮の文化もかかわっています。また、一般的な西洋医学や薬剤に対する不信感から、東洋医学的な自然志向が好まれている場合もあります。

もっと大きな要因としては、医療者側の問題があげられます。一方通行の教育や指導に対する患者さんの理解不足や拒絶、逆に患者さんの民間療法志向に対する医療者側の理解不足や無関心も大きく影響します。

民間療法を実施している多くの患者さんは、医療者側に黙って始めている場合が多く、検査結果がよければ、そこではじめて民間療法について報告する人が多くいます。また医療者に相談する場合でも、医師には内緒で看護師や管理栄養士に「先生にいったら怒られるかと思って……」と、こっそりと打ち明けている場合も多くみられます。

しかしいずれの要因にしろ、患者さんが民間療法に手を伸ばすのは、患者さん自身の「病気がよくなりたい」「検査結果がよくなりたい」「合併症を防ぎたい」という前向きな姿勢の現れとも考えられます。自分の病気に前向きなのはよいのですが、これには大きく2つのパターンがあります。一つは「病院での治療に後ろ向きで民間療法に向かう人」、もう一つは「病院での治療の実施を前提として、さらに民間療法に向かう人」です。皆さんも、このいずれのパターンの患者さんにも遭遇しているのではないでしょうか？

患者さんが民間療法にはしる医療者側の問題

医療者はわかるが患者さんにはわからない治療方針

　病院の治療に後ろ向きの患者さんは、医療者側が考えている治療方針や、指導している内容が、患者さんの考えている、あるいは受け入れようとしている治療と、あきらかに食い違っている状態です。

　たとえば、通院中の患者さんでHbA1cが高く血糖コントロールが非常に悪いときに、主治医が「この内服薬が必要です」「内服薬を増量します」、あるいは「インスリン治療が必要です」と指示したとします。この場合、主治医は「このままでは、今はなにもなくても近い将来かならず合併症が出てくるはずである」「この患者さんは、これ以上、食事や運動療法を指導してもHbA1cの改善は見込めない」「血糖値が改善すれば、内服薬の減量もできるし、インスリン注射を中止することも可能である」など、自分のもっている知識や経験をもとに判断し、当然のように決定しています。

　また、スタッフの皆さんも主治医の下した治療方針の意図がよくわかるものですから、当然、その治療を患者さんが受け入れるように療養指導を行います。患者さんにはその経験や知識がないわけですから、治療の必要性とその根拠を患者さんに説明していくことでしょう。

説明不足と理解不足が招くずれ

　しかし、医師やスタッフの説明の仕方が未熟で十分説明できていない状態、あるいは経験豊富であってもスタッフの人的不足や時間的に余裕がないこと

で指導が十分行われず、患者さん自身にその内容が十分理解されていない状態で、治療が開始されることがよくあります。もし患者さんが理解していたとしても、「今、こんなに元気なのに本当に合併症が出るのだろうか？」「先生にはいっていないが、食事療法や運動療法を本当はきっちりやっていないので、もっとがんばれば薬やインスリン注射を使わなくてよいのではないか？」「薬の増量やインスリン注射の開始を指示されるということは、糖尿病がどんどん悪くなっているのではないか？」といった、患者さん自身の思いや感情に主治医やスタッフが気づいていない場合には、医療者側にとっては当然の治療が患者さんには受け入れがたく、ついつい民間療法に気持ちが向いてしまうでしょう。

スタッフは第三者的な立場からのアプローチが重要

このような患者さんとの気持ちのずれを防ぐには、皆さんが指導時に主治医と同じ目線で患者さんに治療の説明をするのではなく、主治医の決めた治療を患者さんがどう受け止めているのか、どう感じているのかを観察し、聞き取りながら指導することが必要になってきます。つまり、患者さん寄りの目線で、しかも患者さんと同じではなく、主治医と患者さんのあいだを観察する冷静な第三者的な目線で接するのが重要です。そうすると、患者さんが黙って民間療法にはしる前に、かならず皆さんに相談があるはずです。

民間療法にはしる社会的要因

次に社会的な要因として、友人や親戚から、親切にも次々とさまざまな民間療法を紹介してもらっていることが考えられます。皆さんも、「このような治療は、効果があるのですかねえ？」と患者さんから相談を受けた経験が、一度や二度はあると思います。しかし、皆さんに相談する場合はごく一部の氷山の一角で、とくに病院の治療に後ろ向きで民間療法に手を出しているパターンの患者さんは、まず主治医のみならず皆さんにも内緒で始めていることが多いです。その動機も、知人の勧めだけではなく自分から積極的に民間療法を探し、開始している場合が多くみられます。

これも医療者との意思疎通の問題もありますが、よくよく聞いてみるとやはりその患者さんの職場や家庭で民間療法を受け入れる土壌、あるいは薬物療法を敬遠する環境がかならずあるはずです。その社会的な環境や土壌をスタッフの介入によって変えることは難しいのですが、しかしここは「ピンチはチャンス」！ もし仮にその患者さんの指導に時間がかかったとしても、その患者さんが病院での糖尿病の療養・治療と、民間療法に関する正しい理解をもってくれたら、その患者さんを通じてその周りの人たちに正しい理解が広まるはずです。時間をかける値打ちは十分あると考えてみてください。

　ところが、このような患者さんはなかなか一筋縄ではいきません。

民間療法にはしる患者さんの性格・心理的要因

　民間療法に熱心な患者さんについて、患者さんの性格や、心理的背景の要因のほうから考えてみましょう。

　いくら社会的な要因や医療者側の要因が整っていても、患者さんの性格や心理的な要因が大きく関与して、民間療法にはしっている場合もよく経験します。ところが、この場合の患者さんの性格といってもひととおりではありません。もっとも多いのは、独断的で自己中心的な性格の人で、なんでも自分で決断し、人の話にあまり耳を傾けないタイプです。当然、協調性もあまりありませんし、「自分だけは、ほかの患者さんとは違うのだ」と思い込んでいる場合も多くみられます。スタッフが糖尿病の知識をいろいろと指導しても、自分に都合が悪い内容には興味を示さず、自分が納得できる、都合のよい内容のみを取り入れようとします。

　逆に、優柔不断で自分ではなかなか決断できず、また仮にいったん決めたとしても、その後もその決断に自信をもてず、つねに迷いをもつような性格の人も、よく民間療法に手を伸ばしています。さらには、非常におとなしく従順な性格で、ほかの人から勧められたことや、やっていることを比較的なんでも素直に受け入れる人、短気で攻撃的な人の場合でも、結構民間療法の経験をもっていることが多いようです。

性格別に要因の再分析を

画一的な指導では個々の患者さんに伝わらない

結局どのような性格の人でも、民間療法に手を出してしまう可能性はもっているということになります。ここでは逆に、それぞれの性格の患者さんで「なぜ民間療法に手を出したのか？」をさらに分析していくと、そのほかの要因が見えてくるはずです。

療養指導で患者さんの性格を変えるのは困難ですので、それぞれの性格の患者さんでその性格以外の要因を分析し、そのなかで介入して変えることのできる要因を見つけ出すことが必要です。ここが、まさに糖尿病の個別指導のポイントです。この考え方は民間療法にかぎらず、食事療法や運動療法、フットケアなどを含めたほかのすべての指導の場合にも通じています。

おとなしくて従順な性格の患者さん

まず、非常におとなしく従順な性格の患者さんの場合には、おそらく社会的な要因として、周りにその患者さんが非常に信頼している人で民間療法を勧めてくれる人がいたり、医療者側の要因としては、非常に厳しい指導を受けて病院での指導から逃げ出していたりする場合などが考えられます。このような患者さんは、いったん正しい療養指導を受け入れれば、その後は非常にうまく療養を続けられる人が多いので、最初に患者さんをおびえさせず、話しやすい雰囲気づくりを心がけてアプローチをしてはいかがでしょうか？

短気で攻撃的な患者さん

短気で攻撃的になる患者さんの場合、多くは医療者側とのコミュニケーションの問題が要因として考えられます。このような人は逆に思ったことを包み隠さずどんどん発言しますので、さまざまな情報を得やすいとも考えられます。

とくに指導の初期の段階に気をつけて、患者さんに対してむきになって対抗したり、正しい知識を押しつけて説得しようとするのではなく、まず患者さんにさまざまな思いを吐き出させるだけ吐き出させておいてから、「ところで……」という肩透かし的なアプローチを試してみれば、こちらも困憊する

第4章 さらに前を目指すときの療養指導のピンチと悩み

ことなく効果が上がることが多いでしょう。

優柔不断な性格の患者さん

　優柔不断タイプの患者さんが民間療法にはしる場合は、おもに社会的な要因の関与が強く、マスコミや友人などの勧めに安易に乗ってしまう、つまり病院の治療をしていても「ほかにももっと楽でよい方法があるのでは」と、目移りしてしまうタイプです。当然、民間療法もそんなに長続きはしませんが、放っておくと次々といろいろな療法に手を出す可能性があります。このような人には逆に正しい療養を強く勧め、結果を患者さんにフィードバックさせて自信をもたせるアプローチを使ってみましょう。

独断・自己中患者さんに効果的なアプローチ

独断的で自己中心的な患者さん

　もっとも難関なのは、このタイプの人です。しかも民間療法にはまるのは、結構このような人が多いので頭が痛いわけです。このような人に対する効果的なアプローチは、はっきりいってありませんので、積極的な指導はあきらめましょう。時間の無駄です。……といってしまうと、本書の意味がなくなるので、皆さんがもっとも困っているであろう「独断・自己中患者さん」への対策を、「ピンチがチャンス」風に考えてみましょう。

　このタイプの患者さんは、人の話にもあまり耳を傾けないし、とくに自分に都合が悪い内容には興味を示しません。逆に自分が納得できる、都合のよい内容は積極的に取り入れようとし、しかもその決断をつねに自分でしています。これまでに何度も述べているように、患者さんの性格は基本的には簡単に変えられませんので、「この性格を利用する」という方向で、アプローチを考えてみましょう。

落とし穴を掘り、待ち伏せをしてみよう

　実はこのような患者さんは、逆に民間療法に対する期待感も強いため、思ったほどの効果が得られないとすぐに投げ出してしまう人が大部分ですので、前述したように療養指導の時間の効率を考えると、放っておくというのも一

つの作戦であるのも事実です。

　もし、積極的に介入し民間療法をやめさせたいのであれば、比較的労力を使わずに効果が上がる簡単な方法が一つあります。難しく考える必要はありません。本書の読者なら、もうお気づきかもしれませんが、「どのように説明すれば、納得するのか？」を考えるのではなく、「どのような状態になれば、この人は自分の判断で民間療法をやめるのか？」を考えて、その状態をつくりだせばよいわけです。つまり、このような患者さんは人から指導されて納得するのがいやな人が多いわけですから、自分で納得し民間療法をやめる決断をする状態へ追い込んでいくような状態を、つくりだしていく工夫を考えればよいわけです。

　このタイプの患者さんへのアプローチとして「落とし穴作戦」「待ち伏せ作戦」というものがあります。こちらの話になかなか耳を傾けない患者さんへのアプローチとして、直接脅したり強引に説き伏せるように責めたりするのではなく、その患者さんの経過から、これから起こるであろうことを予測し、日常の診療では伏線を張るような形で淡々と「もし、このままの治療を続けていたら、○○のような結果になってしまうと心配なんですよ」とくり返しいいつづける方法（落とし穴作戦）と、「もし、○○のような結果になれば、私の勧める方法をやってみましょうね」と約束を取りつける方法（待ち伏せ作戦）のことです。「独断・自己中患者さん」にはこの２つの作戦が有効なことが多く、スタッフにとっても、余計なストレスがかかりません。

「落とし穴作戦」「待ち伏せ作戦」の実際

　目の前の患者さんに対するアプローチとしては、ある意味では放っておくということにもなりますが、合併症が進んだり強い副作用が出てとりかえしがつかなくなったりしては困りますので、ただ放っておくのではなく、定期的に経過を観察し、とりかえしのつくようなポイントで落とし穴を掘ったり待ち伏せしたりする必要があります。

　具体的な落とし穴作戦としては、「民間療法もけっこう副作用がありますので、気をつけてくださいね」「たいていの民間療法は、最初は効果があるので

すが、すぐに効果がなくなるので長続きする人が少ないのですよ。あなたはがんばってくださいね」「このまま続けていけば、○年で○○万円もかかりますね。大変ですね」というように、患者さん自身の立場に立って、もし民間療法をやめようと決意するときにその動機になるようなことを、診察のたびに淡々と伝えてください。

また、具体的な待ち伏せ作戦の例としては、「もしこの療法を続けてHbA1cが○○にならなかったら（あるいは○○を超えたら）、この薬を飲んでみましょうか」「検査で副作用を調べておきましょう。もし弊害があるようなら、すぐにやめてこの治療を始めましょう」など、自分たちがすすめたい治療をつねに提示しておき、本人が納得すればいつでも開始できるようにしておきます。そうすれば、あとは患者さん自身が、その条件のなかへ入ってきてくれます。

こうやって考えると、「独断・自己中患者さん」も案外、難関ではありませんね。納得さえすれば、自分で決断してどんどん実行してくれるので、かえってこちらの思う方向へ一生懸命向かってくれる人なのかもしれません。

> **Q16** 患者さんが医師のいうことしか聞いてくれません。看護師の指導は指導じゃないと思っているようです。どうしたらよいでしょうか？

> **A16** 指導の前に自分のポジションを明確にすべし！

問題があるのは誰か？

糖尿病の領域では、医師のいうことにしか耳を傾けない患者さんは減った

ように思いますが、糖尿病の専門医がおらずチーム医療ができていない施設では、まだまだ多いかもしれません。このような場合、患者さんに問題があるのか、指導する看護師に問題があるのか、あるいは主治医に問題があるのか考えてみましょう。

患者さん側から考えると、病気の治療は医師がするものと思い込んでおり、医師とは医学的な専門知識も経験も豊富で、自分の抱いているさまざまな疑問に答えてくれ、きっと自分のことをよくしてくれる権威ある存在であって、看護師はその医師の指示で、単にお手伝いをしている存在としか映っていないのかもしれません。

看護師側から考えると、医師のいっていることと自分のいっていることは同じ内容なのに、自分がいくら指導しても実行してくれないのが、医師がいうとすぐによい返事をするのにいら立たしさを感じているのでしょう。

医師側から考えると、指導の細かいことは自分には時間がないためできないから、自分の代わりに看護師の説明を聞くように患者さんに指示しているのかもしれません。

こうやって整理してみると、問題点もわかり、解決策が見えてきましたね。

解決にはスタッフ自身が変わることが必要

患者さんの考えには固定観念もあり、また風評や過去の経験、そのときの心理状態なども影響していますので、それを変えるのには時間もかかるし、必ずしもうまくいくとはかぎりません。まず、簡単にできる医師と看護師の考え方を変えてみましょう。

つまり、医師が自分の代わりに看護師に指導させているあいだは、患者さんにとってはやはり医師がもっとも権威ある存在で、その人のいうことを聞くのが最優先になります。同様に、看護師も医師の代わりに指導しているあいだは、患者さんの目線は医師のほうを向いたままです。とくに看護師の指導内容が知識の伝達が中心のときには、患者さんにとっては看護師が医師の代行ととられがちです。このようなときに医師のいうことと看護師のいうこ

とに食い違いでも生じようものなら、たちまち看護師のいうことは信用されません。このような食い違いが生じないように、よくいわれるのは「チーム医療として皆で話し合いをして意思統一をしましょう」ということです。

しかし、この「糖尿病のチーム医療」という言葉でよく誤解される点は、意思統一が重要なのはいうまでもありませんが、話し合いをしたからといってチームの皆が同じことを患者さんに伝えるのではないということです。

看護師や管理栄養士、薬剤師などのスタッフは決してミニドクターではないのです。真のチーム医療とは、患者さんとともに向かう方向が同じになるように皆で意思統一をし、そのための役割分担を決めて指導していくことです。サッカーのゲームで、全員がフォワードやバックではチームになりません。理想のチームは、お互いが自分の役割を十分果たしたうえで、ほかのポジションをカバーしながら同じ目標に向かうチームです。

指導前に自分のポジションを説明する

質問の解決策としては、患者さんの指導に入る前に、看護師としての自分のポジションを患者さんに自己紹介してみてはどうでしょうか？「先生からいわれたことを、どのように思いました（感じました）か？」「糖尿病をもった生活をしていくうえで、なにかつらいこと（困ったこと、知りたいこと、お手伝いできること）がありますか？」というような質問をして、看護師が医師とは違う視点で患者さんのサポートをすることを明確にしてあげれば、医師のいうことしか聞かないどころか、医師にいえないことをたくさん相談されると思いますよ。

ちなみに、看護師のいうことを聞かない患者さんは、医師のいうことも聞いているつもりで返事はよいのですが、本当のところなにも聞いていないことが多いものです。

106

> **Q17** CDEJ（日本糖尿病療養指導士）の試験に合格したばかりの看護師です。資格をとったときは非常にうれしくて自信にも溢れていたのですが、いざ日常の業務を振り返ってみると、必ずしもその知識を活かしきれているか自信がありません。どうすれば自信をもって療養指導に携われますか？

> **A17** 新人CDEJこそ糖尿病療養指導チームの宝である！

CDEJになった自分に自信をもって

　おそらく比較的若い（経験年数の短い）看護師からの質問だと思います。まずは、CDEJ合格おめでとうございます。CDEJの資格は、看護師、管理栄養士、薬剤師、臨床検査技師、理学療法士といった各職種の専門資格をもつ人のなかで、糖尿病の療養指導のスペシャリストとして、糖尿病の療養全般に関するより深い知識を習得した人に与えられるものです。その試験に合格したことを、自信に思ってください。合格の時点で、おそらく糖尿病専門医以外のどの医師よりも、糖尿病の療養に関する幅広い知識が十分身についているはずです。試験の点数だけでみると、糖尿病専門医より高得点の人も少なくないのです。

　しかし、現場に戻ってから質問者のように悩んでいる人も少なくないかもしれません。CDEJの資格はないけれど、自分よりうまく療養指導を実践している先輩看護師もいるでしょう。自分が勉強した知識で実際に患者さんに指導をしたとき、うまくいかない場面に遭遇することもよくあります。

　これは、当然といえば当然のことです。糖尿病の患者教育は、CDEJの制度に関係なく、ずっと以前から全国の至るところで脈々と行われてきました

し、今も行われています。目の前に糖尿病の患者さんがいれば、そこで当然、その患者さんに沿った指導が行われているわけで、なにも「CDEJ＝療養指導の万能の免許証の伝授」というわけではありません。

糖尿病療養指導担当者に必要な要素

糖尿病の療養指導を担当するスタッフに必要な要素としては、以下の3点が必要です。
1. 糖尿病に関する幅広い知識と、新しい知識に対する吸収力。
2. 実際の患者指導の現場での技術力。
3. 糖尿病の患者さんに対する愛情と熱意。

CDEJの資格をとろうとした時点で3はもっているでしょうし、資格をとった時点で1ももっていると考えてください。ただ、2の要素は実際に現場で患者指導を行い、経験値を積み上げないと、なかなか身につくものではありません。運転免許証でも、お料理の免状でも、もっているだけで実際に技術が上がるわけではありません。まして患者指導の場合は、患者さんという相手があっての話ですから、自分一人でいくらがんばって努力して練習しても、必ずしもうまくなるとはかぎりません。

質問者のように自信がもてないと思っている人は、単に経験値が足りないだけで、むしろ上で述べた要素の3をもっているからこその、当然の感情です。逆に経験値が低いのに自信をもつほうが、かえって問題です（最近の若い医師にこういう傾向があり困っています）。

CDEJの資格をとったときがゴールではなく、糖尿病の療養指導のスペシャリストとしてのスタートです。試験前はいろいろと教科書で勉強したと思いますが、これからはCDEJ資格の有無に関係なく、先輩看護師から多くの患者指導の技術を学んでください。そして、なによりいちばん教えてくれるのは目の前の患者さんです。「患者さんを指導する」ではなく、「患者さんから学ぶ」という姿勢をもちつづけていれば、絶対に自信をなくすことはありません。なかには経験値を積み上げるほど、1と3を忘れる人もいますので、

つねに3つの要素のバランスを維持していってください。

問題点もチャンスと考えて

CDEJの制度ができてずいぶん経ちますが、残念な点があります。それは、5年後の資格更新のときには毎年1,000人以上の人が資格更新していない点です。

資格を更新しなかった人には、それぞれに事情があったと思いますが、職種でみれば看護師がもっとも多いようです。その理由としては、多くの病院勤務の看護師の場合、5年あまりで部署の異動があることがあげられます。それまでの糖尿病の指導に携わっていた部署から異動した途端、新しい職場の業務を習得するのに必死で、現場で糖尿病の指導にかかわっている余裕がほとんどないというのが現実です。

これは個人の問題ではなく、システム的な問題です。私個人としては、せっかくの患者さんに対する情熱を削ぐような無計画なシステムは人的資源の大きな無駄遣いだと思いますが……。ただピンチはチャンス、逆に糖尿病患者さんはどんな部署にいてもかならずいますし、若いうちはむしろいろいろな経験値を積み上げることもきっと役に立つと思います。ずっと愛情と情熱をもって仕事を続けているかぎりは……。

Q18 総合病院に勤務し糖尿病の療養指導を行っていますが、患者さんも院内のほかのスタッフも、がんや急性期疾患と違って糖尿病は二の次と考え、あまり重視してくれない傾向があります。どうすればよいでしょうか？

A18 急性期型病院にこそ糖尿病専門チームは必要！ まずは患者さんの糖尿病に対する評価を行うべし！

急性期型の病院体制と糖尿病療養指導

　近年の医療政策の変化に伴い総合病院、とくに急性期型病院では、在院日数の短縮が求められ、クリニカルパスの導入やDPC導入などによる医療の標準化と同時に、安全と質の確保に重点が置かれています。これは、患者さんにとってはどこの病院でも安全で標準的な治療がつねに受けられるというメリットがあり、非常にありがたいことです。

　しかし制度だけが先行し、パスやDPCの形にだけこだわって患者さんをはめ込もうとすると、スタッフにとっては大きなストレスとなり、患者さんにとっても必ずしもよい結果はもたらされません。とくに個々の患者さんとゆっくりと向き合い、社会的・心理的な背景を考慮して、個別性のある糖尿病の療養指導を行いたいと思っているスタッフのなかには、この質問のような悩みをもっている人も多いかもしれません。このような急性期型病院での体制と糖尿病の療養指導は、一見相容れないように思われるかもしれませんが、逆にこのような病院にこそ糖尿病専門チームは必要です。

急性期型病院での糖尿病専門チームの役割

血糖値の管理は安全で質の高い医療に繋がる

　果たすべき役割としては、入院中の院内の糖尿病患者さん、あるいは高血糖の患者さんの横断面的な管理はもちろん必要ですが、そのほかに糖尿病患者さんを時間軸で捉えた縦断的な管理です。具体的には、病院の規模や地域性にもよりますが、地域連携の基幹病院としての患者さんの受け入れと、送り出しがあります。

まず院内の糖尿病患者さんの管理は重要で、医療機能の面から見ても、小児科を除くと急性期型病院の入院患者さんの約40％は糖尿病、あるいはその予備軍です。質問にもあるように、患者さんも院内のほかのスタッフもあまり関心がないために見過ごされていますが、血糖値の厳格な管理が手術や急性期疾患の創部や周術期感染症を含めた合併症を減少させるとともに、生命予後を改善し、在院日数を短縮させるという報告が多くみられています。これは、安全で質の高い医療に大きく貢献します。

周囲の理解を得るために

　外科医のなかには、「糖尿病があっても今まで問題なくやってきたので、オペの技術があればなんとかなる」と思っている先生と、「糖尿病患者さんはどうも術後の合併症が多い」と感じている先生がいます。おそらく、経験した糖尿病患者さんの重症度が異なるためと思われますが、このような腕に自信のある先生（外科医で腕に自信のない先生はほとんどいませんが）の理解を得るためには、「オペのうまい先生だからこそ、糖尿病の管理が重要です。下手な先生なら、いくら糖尿病を管理しても結果は変わりないですが、うまい先生だからこそ周術期の管理が効果を発揮します」と、胸を張っていってみてください。

　この場合、通常はマンパワーからすべての患者さんの管理は困難な場合が多いので、各診療科のスタッフの理解を得るために勉強会などを重ねながら、コントロールチームとしてラウンドとオンコール体制が必要になります。さらに周術期、急性期の管理が終われば、退院後に向けての糖尿病に関しての療養指導を、基礎疾患の退院指導と並行して行っていく必要があります。

より質の高い医療を提供するために

　DPCは病気に対する入院の医療費の支払い制度であって、患者さんにとっての入院は、一つの病気が生活のなかで発症し、治療後は生活に戻っていく過程の一期間であって、大部分は単発で完結するものではありません。急性期型病院のなかでこそ、糖尿病の療養指導のように個々の患者さんを時間軸

で縦断的に捉える考え方が重要で、そのことがより質の高い医療の提供に結びつきます。ただ残念ながら、現段階では必ずしも患者さんにも院内のスタッフにも理解されていないのが現状かもしれません。では、かぎられた日数、かぎられた経費のなかで、いかに肌理の細かい糖尿病指導を行っていけばよいのでしょうか？

大切なのは「糖尿病の評価」

療養指導を開始する前に

まず重要なことは、糖尿病の療養指導がその患者さんにとって、今回の入院中に必要であるかどうか、必要な場合には何がどの程度まで必要かを評価することです。そしてその必要性を患者さんやほかの診療科のスタッフにも理解してもらい、療養指導を開始しないと、むなしい空回りに終わります。

DPC制度は原則として一入院・一疾病ですから、糖尿病以外で入院した患者さんでは、糖尿病に関する検査やインスリンなどの薬物療法、ましてや療養指導は診療報酬には含まれません。病院としては、このような患者さんはいったん退院してから外来や再入院で治療するほうが、経営上は一見好ましいように思われます。患者さんにとっても、まったく別の病気で入院しているのに糖尿病の指導を受けても、気もそぞろで指導の内容を十分に受け入れられないことが多くみられます。

しかし逆に、患者さんによっては「せっかく入院しているのだから、この機会に糖尿病に関しても検査や治療、指導を受けたい」と考えている人も少なくありません。そのような患者さんにとっては「いったん退院してから検査や治療を受ける」なんていうのは、心外に違いありません。

時間軸を考えた縦断的な捉え方で患者さんをみる

DPC制度を導入していない病院では、入院中に糖尿病の検査や治療を行っても経営上の問題はないかもしれませんが、その場合でも糖尿病に対する評価をせずに、指導をただただ漫然とするのでは、その内容が十分伝わりません。経営上の問題はさておき、この糖尿病に対する評価が必要なのは、病院

の形態や体制にかかわらず、通常の糖尿病の療養指導においてもまったく同様です。

　つまり、「この患者さんは、現在どのような糖尿病の状態で、今までどのような知識や思いをもち、どのような治療を受けてきたのか？」「今後どのような生活を送り、糖尿病と今回の入院の元になった疾病がどのように影響していくのか？」を評価するのです。この評価は、前述のように患者さんを「入院期間中」と横断的に捉えるのではなく、時間軸を考えた縦断的な捉え方をするということで、糖尿病専門スタッフのもっとも得意とするところ、つまり腕のみせどころです。当然、その評価には糖尿病のみならず、今回の入院の原因となった疾患に関する幅広い基礎知識も必要となります。

糖尿病に対する2つの誤解

糖尿病という病気についての誤解

　糖尿病に関する評価の結果、今回この患者さんに指導が必要なことが決まれば、次に、そのことを患者さんや他科のスタッフに受け入れてもらうことになります。その第一歩として、まず多くの患者さんや他科のスタッフが抱いている、糖尿病に対する2つの誤解を解く必要があります。

　一つ目は、「糖尿病とは単に血糖値の高い病気ではない」ということです。糖尿病の専門のスタッフなら誰でも理解していますが、糖尿病というのは一つの病気ではなく、その病態は非常に多様だという点です。

　同じ血糖値でも、その背景にはインスリン分泌の過不足や抵抗性の程度、遺伝的要因、合併症の有無と程度がかかわっています。さらに退院後のコントロールには、仕事や生活習慣を含めた社会的・心理的背景も大きく影響してきます。ですから、「糖尿病というのは一律ではない」ということを理解してもらったうえで、糖尿病の病態を評価し、「今のあなたには、これとこれが必要で、今後こういうことが重要です」ということを個々の患者さんに明確に示してあげることが重要です。

糖尿病をもっている患者さんについての誤解

　もう一つの誤解は、「糖尿病の治療は、患者さんの努力次第で何とかなる」という思い込みです。確かに、食事や運動療法、薬物療法のコンプライアンスは患者さんにかかっています。しかし、ぜひとも理解してもらわなければならないのは、糖尿病の治療は患者さんが努力さえすればなんとかなるのではなく、「努力をし、継続しなければなんとかならない」という点です。つまり、この努力は誰にでもできるのではなく、むしろ「努力を継続できない人のほうが多い」「できなくて当たり前」と考えるくらいでないといけません。

　この2つの誤解を解けば、患者さんや他科のスタッフにも、比較的スムーズに糖尿病の指導の必要性を受け入れてもらえると思います。

最後にアウトカムを数字で残す

入院中の指導はその後の継続指導に結びつく

　糖尿病の評価の段階で、今回の入院が糖尿病に関連した疾患であれ、無関係で偶発的な疾患であれ、縦断的に捉える考え方をすれば、糖尿病の指導は大部分の患者さんで必要となってきますし、どのような指導を入院中にすればよいのかも明確になってきます。たとえどのような小さな項目でも、入院中になんらかの指導を行っておけば、その指導はその後の外来での継続した指導にかならず結びついていきます。

　われわれは、糖尿病の療養は生涯にわたって続くので、一回の入院で完結して終わるような指導だけでなく、継続しないと意味がないということを、日頃の診療で十分に経験しています。さらに他疾患で入院したことは、糖尿病療養指導の一つのチャンスとして捉え、入院しているということを指導の大きな利点として活かすこともできます。

療養指導の成果を数字で残すことが重要

　ただ、総合病院での糖尿病指導が非常に重要であるということを示すには、最後にはやはりその成果を数字で残していくことが必要です。入院中の糖尿病の血糖管理が重要であるということは理解されていますが、どの程度まで

管理すればよいのか、わが国ではいまだ明確なエビデンスはなく、今後の大きな課題ですし、やりがいのある、重要な仕事です。

　在院日数の短縮、周術期の合併症の減少、基礎疾患の臨床経過の改善、退院後の糖尿病のコントロールの改善と行動変化などが効果として期待されますが、アウトカムを評価するには、院内のみならず地域連携先を含めた多くの協力が必要です。まずできるところから、院内にあるほかの疾患のクリニカルパスのなかに、少なくとも糖尿病患者さん、あるいは高血糖患者さん用のパスをつくるところから始めてみてはどうですか？　院内のスタッフの「2つの誤解」を解いてから……。

Q19 私は臨床検査技師です。糖尿病療養指導士（CDE）の資格をとろうと思っていますが、食事療法や運動療法、薬物療法に関してどの程度まで勉強し、指導できるようになればよいのでしょうか？

A19 他職種領域についての知識は必要、指導は不要。あくまで自分の職種領域での専門性向上を目指すべし！

専門性の高い医療従事者のメリットと弊害

より多くの人により熟練した高度な医療を提供

　チーム医療としての糖尿病の療養指導における各職種の役割についての質問です。ここ20〜30年のあいだに医療は目覚ましく進歩し、「専門医療」として細分化されてきました。医師も各学会の専門医制度のもと、専門医がそれぞれの分野で、より質の高い高度な医療を提供しています。それに伴って、

医療従事者も今までの全分野にまたがる業務だけでなく、より専門性の高い知識と技術を求められるようになってきました。

看護師においては、すでに多くの分野で認定、専門看護師が登場していますし、薬剤師に関しても認定資格制度が始まっています。これらはある疾患、あるいは疾患群に関して特化して集中した専門の診療をすることで、より多くの患者さんに、より熟練した高度な医療を提供できるという点では、医学的にも医療安全の面からも、患者さんにとって大きなメリットがあります。

専門以外の分野が見落とされる可能性

一方ではその弊害も指摘されており、複数の疾患をもっている患者さんでは、ややもすると疾患の狭間の部分がなおざりにされたり、多くの慢性疾患の患者さんの場合には、その経過中に生じる専門以外の分野が見落とされたりする可能性が出てきました。これらの弊害を最小限に食い止めるためには、専門スタッフのなかでの隙間のできないようなチーム構成と、専門以外の分野との密なチーム連携を構築することが必要です。また医師を含めた各スタッフも、基礎となる総合的なスキル（知識と技術）を必須のものとして習得したうえに、より専門性の高いスキルを習得するように心がける必要があります。自分の基礎的なスキルが欠けていても、大きなチームにいると知らないあいだに誰かが補ってくれるため、気づかないことがよくあります。

糖尿病治療における「チーム医療」

ところで、糖尿病の領域ではほかの分野に先駆けて、古くからチーム医療という言葉が使われ実践されてきましたが、ほかの外科系疾患や急性疾患の領域の「チーム医療」とは少し違う点があります。それは糖尿病の場合、患者さんは単にチーム医療の受け手ではないことです。実際に糖尿病治療を実践し行動を起こすのは患者さんであることから、「患者さんもチームの一員として、患者さんを中心に据えた形でチームを構成する」という考え方でチーム医療が成り立っているのです。つまり、急性期疾患でのチーム医療はどちらかといえば「ある疾患をもった患者さんに対するチーム医療」ですが、糖

尿病の場合は慢性で生涯継続した療養が必要な糖尿病という病気に対する、「患者さんが先頭に立った、あるいは中心になったチーム医療」といえます。

糖尿病のチームには糖尿病専門医、ほかの診療科医、看護師、管理栄養士、薬剤師だけでなく、最近では質問者のような臨床検査技師や、理学療法士、臨床心理士など、多くの職種も加わってきており、非常に心強いことです。しかし、チーム医療がうまく機能するための最低の必須条件は、当然、前述したように「医師を含めた各スタッフが、自分の職種の基礎となる総合的なスキルのうえに、より専門性の高いスキルを積み上げること」です。

CDEを目指すスタッフに必要なスキルとは

さて、質問への回答ですが、CDEを目指す各職種のスタッフは、まず自分の職種での基礎となる総合的なスキルを身につけ、次いで糖尿病に関するスキルの専門性を高めることです。糖尿病に関する専門性の高いスキルを身につけるためには、他職種の食事療法や運動療法、薬物療法の総合的な知識を習得する必要があります。

しかし、それはあくまでも「総合的な知識として身につける」のであって、実際に目指すところは、自分の職種でのより専門性の高いスキルの習得です。ですからほかの職種に代わって指導する必要はまったくありませんし、指導できることを目指す必要もありません。患者さんから質問を受けたり、悩んでいることがわかったりしたときに、ほかの専門スタッフの指導をすみやかに受けられるよう助けることを心がければよいのです。

病院のなかで、検査室に行こうと思って案内板を見て迷っている患者さんがいたら、誰でもよいから声をかけて、検査室まで案内してあげる病院って、感じがよいと思いませんか？ そういう糖尿病チームが理想的で、なにも検査室で検査までしてあげる必要はないわけです。

また、「どこまで勉強するか」に関しての回答は、少なくとも患者さんが勉強して知っていることはCDEとしては知っておくべきでしょうから、その内容が最低条件になります。さらに、自分のチームの他職種のスタッフがどの

第4章 さらに前を目指すときの療養指導のピンチと悩み

117

ような内容を、どのように患者さんに指導しているのかも知っておくべきです。それには、ほかのスタッフの講義を患者さんと一緒に聞くのがもっとも簡単な勉強方法です。ただし、CDEの試験前にはちゃんとすべて勉強しておいてくださいよ。

> **Q20** 患者さんに信頼され、選ばれるよう糖尿病療養指導士を目指しています。そのために必要となるポイントを教えてください。

> **A20** プロフェッショナルとしての誇りと矜持をもち、患者さんと強い絆を築くべし！

医療はサービス業？

プロフェッショナルならではの言葉

　米国のメジャーリーグで活躍したイチロー選手が、2007年のオールスターゲームでMVPを獲得しました。そのときの記者会見で、インタビュアーが「今日3本のヒットが出ましたが……」といったのに対し、イチロー選手は少し憤慨しながら「出ましたではなく、出したんです」と答えました。私は、この様子をみて「まさにプロフェッショナルとしての返答だ」と感銘を受け、非常にすがすがしい気持ちになりました。「自分はプロの選手としてヒットを打つために努力し、練習を重ね、さらに試合でそれが発揮できるように集中力を高め、その結果として得られた成果を、偶然生まれたヒットのようにいわないでくれ」といわんばかりで、プロフェッショナルとしての非常に高い誇りを感じたのです。

医療者中心の医療が患者さん中心の医療へ

　われわれ医療者も、当然のことながら、医学的な専門の知識と技術を駆使して治療、療養指導をすることで、患者さんの病気に関する不安を取り除き、安心と健康を提供するプロフェッショナルです。最近は「医療はサービス業の一つである」との捉えられ方が一般化し、「患者様」にいかに上質で安全な医療を提供できるかという視点で、病院機能のハード面、ソフト面が評価されています。この考え方によって、それまでの医療者側中心、医療者側主導の医療が患者さん中心の医療へと変わっていったという点は、非常に評価できると思います。

　とはいうものの、私自身はこの「医療はサービス業である」という表現には、いくばくかの違和感を覚えています。もちろん患者さんのことを考えない医療は論外ですが、以前の医療も大部分は「医療は患者さんのためにある」との考えにのっとって行われていました。ただ、あくまでも医療者側の論理で判断し、実行していくきらいがあり、「俺に任せておけ」「お任せします」の世界だったわけです。

糖尿病領域は以前から患者さん中心の医療

　しかし、私が学んできたW教授という師匠は、当時から教授回診のときに、治療方針の決定に関して「患者さんとよく相談してみなさい」「それでよいかどうか（あるいは、できるかどうか）、患者さんによく聞いてみなさい」「看護師（あるいは管理栄養士）さんともよく相談してみなさい」と、かならずのようにいっておられました。つまり、我田引水かもしれませんが、糖尿病の領域ではかなり以前から患者さん中心の医療、さらにチーム医療が展開されていたように思います。またそのような背景があったからこそ、糖尿病療養指導士の認定制度ができたときに、予想以上に数多くの医療従事者が「待ってました」とばかりに資格を取得したのでしょう。私は、糖尿病療養指導士の資格取得が、私たちや皆さんのプロフェッショナルとしての誇り、そして一つの証であったと思っています。

患者さんと医療者の理想的な関係

　前述したように長年患者中心の医療に誇りをもち実行してきたつもりの私が、現在の「医療はサービス業」という捉え方に抵抗を感じているのは、ややもすると「医療者は、患者さんにサービスを提供するだけのプロフェッショナル」ととられてしまうのではないかという懸念があるのかもしれません。しかし、医療サービスは患者さんにへりくだるサービスではなく、患者さんを尊敬するサービスであるべきですし、さらにいうと、患者さんと医療者は人として対等の関係であるべきだと思っています。それは、私たちは単に患者さんにサービスを提供するだけではなく、逆に患者さんからも多くのものを与えられている関係が理想的だという考えにも繋がっています。患者さんから与えられるものは、感謝の気持ちだけではありません。療養指導の難しい患者さんからはさらなる指導のスキルアップの課題を与えられますし、どのような患者さんであっても、私たちのプロフェッショナルとしての経験値を高めてくれます。まさに「ピンチはチャンス」です。

　「私は一生懸命やりました」「あの人は、いくらやっても無理です」なんていうのはプロフェッショナルの世界では通用しません。皆さんもわれわれもプロフェッショナルです。この仕事で患者さんからお金をもらっているプロです。この仕事のために勉強し、悩み、挑戦し、そして結果を出そうと努力しているプロなのです。

糖尿病医療におけるプロフェッショナルとは

　「プロフェッショナル（professional）」とは、英和辞書には「知的職業人、専門家、くろうと」と記載されています。また、通常の職業をoccupationと呼ぶのに対して、専門的な職業をプロフェッション（profession）として区別しています。もともとプロフェッションとは神学、法学、医学の3職種を指しており、神父（牧師）、弁護士、医師のことを示しています。現在では大学教授やエンジニアなどの知的専門職から、とくにスポーツの世界で、「アマ

チュア」に対して「プロフェッショナル」という言葉がもっともよく使われます。

医師や弁護士、まして看護師、管理栄養士、薬剤師、糖尿病療養指導士には、「プロ」という言葉はあまり用いません。なぜなら、これらの職種にそもそも「アマチュア」という概念がないのです。そのため日本人の受け止め方としては、このような職種の人を単に「職業人として収入を得る人」として捉えるのでは、納得がいかない面があります。

患者さんと強い絆を築いてこそのプロ

CDEにも職人気質をもってほしい

日本人は、昔からある特殊な才能や技術をもった人を職人と呼び、その職人が仕事としてつくった作品そのものを、単に評価するだけではなく、その職人がもっている職人気質という仕事に対する情熱や誇り、真摯な姿勢や誠実さ、一途や頑固さを敬愛するところがあります。イチロー選手の会見で感じたすがすがしさは、彼が単に収入を得ている職業選手としてのプロではなく、この職人気質をもったプロであるからこそ感じられたのだと思います。

皆さんのことをプロフェッショナルと呼んだのは、単に今の仕事で収入を得ているからではありません。「この職人気質をもってほしい、もつべきである」という私の願望であり、そして、私自身への課題でもあります。ですから、私は以前から医療従事者の勉強会で、この「プロフェッショナル」という言葉を引用してよく使ってきました。

この言葉が本来表している職種である神父（牧師）、弁護士、医師は、共通点としてそれぞれの信者やクライアント、あるいは患者さんからさまざまな悩みを打ち明けられ、託されることが多く、当然、信頼され、尊敬されています。しかし私としては、その相違点を次のように考えます。

神父（牧師）と信者は、神を信じるかぎりにおいては無条件の信頼関係で、仮にどのような罪を犯していようと懺悔し悔い改め、そして神はすべてを受け入れてくれます。弁護士の場合はある一定の契約に基づいた条件つきの信

頼関係で、仮にどのような罪を犯していても、契約を結んだ状態では全幅の信頼が託されています。では、医師と患者さんとの関係はどうでしょうか？当然、弁護士のように条件つきの信頼関係ではあるのですが、糖尿病患者さんの場合には、もちろん罪はまったく犯していませんが、ときには神父（牧師）のように無条件の信頼関係を求められることも多いのではないでしょうか？

糖尿病治療には名医は必要ない

　その理由は、糖尿病の患者さんはわれわれを単なる収入を得るためだけの職業人としてみているのではなく、われわれのなかにいわゆる職人気質、プロフェッショナルとしての情熱や誠実さを見出していると考えるからです。実は、糖尿病療養指導士にもっとも重要なのは、糖尿病に関する奥深い知識や心理学的、行動科学的アプローチの技量ではなく、この「患者さんに対するプロフェッショナルとしての姿勢」なのです。患者さんは、糖尿病の療養に関してどのような自分であっても受け入れ、支えてくれる存在であることを、主治医をはじめとした皆さん糖尿病スタッフに求めているのです。

　外科手術では、神の手と呼ばれるような神業的な手術をする先生が名医であり、プロフェッショナルなのですが、糖尿病の療養指導の場合には、患者さんとのあいだに強い絆を築き、糖尿病の療養に関して全幅の信頼関係を維持できるのがプロフェッショナルなのです。その点、糖尿病には名医はいないし、必要もないわけです。患者さんにとっては、生涯にわたって寄り添い、信頼できる医師や看護師などのプロフェッショナルのスタッフやチームがあればよいのです。

　最近の若い医師やスタッフのなかには、糖尿病について勉強したばかりの知識をひけらかし、まるで検事や裁判官のように患者さんの罪状を追及したり、「あなたは、このままではだめです」といった判決までいいわたす人がいます。ちなみに、検事や裁判官はプロフェッショナルとはいわないようです。

患者さんが医療従事者を選ぶ基準

外科医の場合は手術の腕が重要

　外科医の場合に、患者さんの言葉にはあまり耳を傾けないが手術のうまい医師と、熱心に話を聞いてくれて一生懸命なのは伝わってはくるが、手術の腕は必ずしもうまいとはいえない医師となら、皆さんはどちらを選ぶでしょうか？ 当然、手術の腕の差が歴然であれば、少々無愛想でとっつきが悪くても、腕の立つ医師を選ぶでしょう。これは、手術という治療法の中心は医師が行う行為であり、患者さんはその行為を受ける立場であること、さらにその手術の結果は近い将来、患者さん自身にも判断できる形で明確に現れることが多い点によると思われます。ですから患者さんの立場としては、目先の不満や不快感よりは、将来得られるであろう手術結果という利益に重きを置き、腕の立つ外科医に手術を委ねることになります。

糖尿病治療は知識・技術だけではない

　しかし、糖尿病の治療ではどうでしょうか？ 糖尿病の治療は、大部分が食事療法や運動療法など自己管理が中心で、その成否は患者さんがみずから行う行為にかかっています。医療従事者にあるのは、そのためのアドバイスや援助をしてくれるサポート的な役割ですので、手術のように「先生にお任せします」というスタンスだけではうまくいきません。しかも、その成果は近い将来すぐに現れるわけではなく、遠い将来に「合併症を出さない」という形で現れます。つまり、「その治療を受けて、自覚症状や体調がよくなる」というプラスを得る治療ではなく、「将来の合併症が悪くならない」というマイナスを減らす治療であるため、成果の利益が見えにくいことも特徴です。

　そのため、患者さんが糖尿病治療の場で医療従事者を選ぶ場合には、目先の不満や不快感が大きく影響し、外科医を選ぶようなわけにはいきません。そこで糖尿病の療養指導に必要になってくるのは、知識やアプローチ手法などの技量だけではなく、患者さんに選ばれる、あるいは頼られるプラスアルファの要素なのです。

つねに見られているプロとしての姿勢

　そのプラスアルファの要素の一つとして重要なのが、患者さんに対する皆さんのプロフェッショナルとしての姿勢なのです。どのような患者さんにもつねに向かい合い、逃げ出さず、そして困難にぶち当たれば、悩み、苦しみ、その困難を打ち破ろうと努力する姿勢が、患者さんから信頼され、パートナーとして選ばれる大きな条件になります。

　では、患者さんは皆さんのプロフェッショナルとしての姿勢をどのようにして判断し、選んでいるのでしょうか？ 外科医の手術の腕は外からは見えにくく、ほかの患者さんの評判や、最近流行のランキング本で選ぶことが多いようです。しかし、糖尿病療養指導の技量やプラスアルファの要素は、患者さんが診察時に直接見て、直接会話をしたうえで直接判断するため、一目瞭然でそんなに難しいことではないのです。

　皆さんは、自分が患者さんの面接をしているように思っているかもしれませんが、同じ時間、皆さんは患者さんから見られていること、つまりつねに面接を受けているということを意識したことはあるでしょうか？ その患者さんの目から見れば、患者さんを多く扱って、どの患者さんにも同じルーチンワークのような仕事をこなしている医療従事者と、今までにいろいろな難しい患者さんを多く扱ってきて、自分のことをほかの患者さんとどう違うかを理解しようとしている姿勢の医療従事者の違いは、すぐにわかってしまうでしょう。

　初対面の時点で「この医療従事者は自分を受け入れてくれるかどうか」を判断してしまうくらい、患者さんは医療従事者の姿勢に非常に敏感です。これは患者さんの理性による判断というよりは、むしろ動物としての本能に近い「自分の味方か、敵か」という判断に近いかもしれません。そのため療養指導では、患者さんの面接に耐えうる姿勢、雰囲気を、初診のときからつねに醸し出しておく必要があります。

伝える内容だけでなく伝え方も大切

　面接やプレゼンテーションのときに考えておくべきポイントとして、アメリカの心理学者であるアルバート・メラビアンが1971年に発表した『メラビアンの法則（あるいは3Vの法則）』というのがあります。これは、相手に与える情報には、「visual（視覚情報）」「vocal（聴覚情報）」「verbal（言語情報）」があり、それぞれが与えるインパクトは、見た目やしぐさなどの視覚情報や話し方などの聴覚情報が強く、肝心の内容である言語情報は弱いという法則です。

　もちろん、糖尿病療養指導では、伝える内容が大事なのは当然ですが、大部分の患者さんは、その内容よりは伝え方に強い影響を受けるのも事実のようです。そうです、やはり皆さんはつねに患者さんに見られており、患者さんに聞かれているのです。営業のプレゼンテーションのように、派手に患者さんの気を引く必要はありませんが、療養指導に大切なプロフェッショナルとしての姿勢やそのほかのプラスアルファの要素は、ぜひとも身につけておいたほうがよいですね。

すべての患者さんを受け入れられる白紙の状態を保つこと

　私自身が、日頃心がけているのは、初診の段階で、できるだけ白紙に近い状態で患者さんに接することです。白いキャンバスに絵を描くように、白紙の原稿用紙に小説を書くように、患者さんに自由に物語や思いを描いてもらいます。そうするとそれを見るのが楽しみになり、新しい患者さんを診察するのが待ち遠しくなります。とくに、いわゆる「てこずり患者さん」ほどその傾向が強いです。

　すべての患者さんを受け入れられる白紙の状態で接し、しかも医療者はそのことを苦痛ではなく、むしろ喜んでいるという姿が患者さんの目に映れば、患者さんとの良好な関係が成立します。その良好な関係の経験値を数多く積

み重ねていくことが、PLC（27ページ）を身につける一つの方法ではないでしょうか。

患者さんに寄り添う態度は「3つのR」で

　私自身が医療者として大事に思っていること（とくに医療者だけとはかぎりませんが）、それは「プライドと謙虚さ」「好奇心と向上心」の2つです。つまり、「この患者さんのために自分は絶対に必要なのだ」というプライドと、「しかし、必ずしも自分は完全ではないのだ」という謙虚さ、患者さんの物語につねに耳を傾ける好奇心と、そのときに「なぜだろう」と考え、それを探求する向上心です。

　プライドのない謙虚さも、謙虚さの伴わないプライドもだめです。

　好奇心のない向上心も、向上心の伴わない好奇心もだめです。

　これらを表裏一体としてもちつづけ、これからの療養指導に携わってほしいと思います。そして患者さんに寄り添う態度としては、3つのR—「request（何を望んでいるかを聞く）」「repeat（何度でもくり返して接する）」「respect（患者さんを尊敬する）」を忘れないでください。これらのことが患者さんから4つ目のRである「reliance（信頼）」を得ることに繋がるのだと思っています。

応用編　第5章

各療法
指導時の
ピンチと悩み

Q21 入院中に隠れて間食する患者さんに困っています。また外来でも、食事療法の指導を受けエネルギー計算は正確にできるのに、間食がどうしてもやめられない患者さんがいます。どのように指導すればよいでしょうか？

A21 間食する気持ちを理解したうえで、パターンを見極め、アドバイスではなく患者さんが気づいたことを後押しすべし！

糖尿病療養指導士の腕のみせどころ

入院しているのにお菓子などを隠しもち、間食をくり返し、血糖値がなかなか下がらない患者さんです。最近はあまり見かけませんが、私が新人のころには結構いて、ときには患者さん同士でお菓子を分け合い、病室の患者さん全員が高血糖という、笑えない事態もありました。当時は薬物療法より食事療法と減量が治療の中心で、糖尿病教育入院、コントロール入院も2〜4週間以上と長く、血糖値を毎日測らないので、患者さんもその間隙を縫う要領を心得ていました。

さて質問に戻りますが、スタッフは食事療法の重要性を説明し、合併症のこわさを理解してもらい、入院生活の意義に気づいてもらおうとしましたが、一向に間食がやむ様子はありません。こちらから説明すればするほど、患者さんはかたくなに間食していることを否定し、より巧妙に隠れ食いをするようになります。さあ、どうしましょう？

「先生、あの患者さんは、一向に間食をやめません。先生からきつくいいきかせてください」「あの患者さんは、これ以上入院していても無駄ではないですか？」などと主治医にいっていませんか？

ピンチはレベルアップのチャンス

このような患者さんを受け持ったときこそ、糖尿病療養指導士の腕のみせどころです。「さあ、チャンスがやってきた」と考えてください。まず、コラム（34ページ）で述べた療養指導を行ううえでつねに念頭に置いておかなければならない4つの項目を思い起こしてください。

療養指導の前に結ぶ治療契約

患者さんに受け入れてもらうために

まず、お菓子などを隠しもち、間食をくり返す入院中の患者さんへのアプローチを考えてみましょう。療養指導を行う前に、医療者は患者さんにとって「つねに自分を受け入れ、正しい方向へ導いてくれるパートナーである」と患者さん自身に受け入れてもらうことが必要です。これは一種の治療契約に当たりますが、はじめにこの状態を築いておくのと、いきなり具体的な指導に入るのとでは、のちのち患者さんの受け入れがまったく異なってきます。患者さんに受け入れてもらうためには、まず医療者側が患者さんを受け入れねばなりませんが、これもなかなか難しく、表面だけでなく心から思うのが容易でないことは、皆さんも経験しているでしょう。

その人にとって大切なものはなにかを考える

私も、大学を卒業したてのころは入院中に間食をするのは規則破りのいけない行為であると思っていました。しかしそのころに、師匠のW教授から「患者さんに隠れ食いをさせたり、嘘をつかせるような治療はしてはいけません」と教えられた経験があります。「そのような行為をさせるのは、医療者の責任である」との発想です。

おそらく、その患者さんにとって隠れ食いをしたりその言い訳をしたりすることは、その人の人格や尊厳にかかわることであり、目の前の血糖値の改善や糖尿病の治療よりも、もっと大切なものを損なうかもしれないとの教えです。その発想に立つと、その患者さんにとって大切なものはなにかを考え

ながら治療や療養指導を行っていくことが必要で、当然、糖尿病療養指導は大部分の患者さんにとって生活の一部にしかすぎないわけです。

患者さんにとって大切なものを考えるといっても、病院内でわれわれにできるサポートは、おもに医療面にかぎられてきますが、少なくとも「さて、この患者さんにどのようなサポートができるだろうか？」という考えで接すれば、われわれも患者さんを受け入れやすいし、患者さんからの受け入れも容易になるでしょう。

患者さんの理解に合わせて

治療契約が結ばれれば、今度は具体的な契約内容の相談となりますが、ここで大事なのは患者さんの言葉で接することです。われわれは、「当然、日本語だから通じるもの」と思って話を進めますが、必ずしも患者さんと同じ言語を話しているとはかぎりません。「合併症」や「高血糖」という言葉も、それをどう理解し、どう感じているかは、個々の患者さんによって異なっており、そのことを確認しながら話を進めていく必要があります。

パターンを見極めたうえでのアプローチ

患者さんの言葉で接することで、今まで以上にさまざまな情報が手に入ってきたと思います。そうすると、このように入院中に間食をくり返す患者さんにもいくつかのパターンがあることがわかります。たとえば、以下のようなものなどです。

1. 入院中の食事が少なくて、空腹感からがまんできずに「見つからなければよいか」と思いながらつい食べてしまった。
2. 空腹感から「どうせ自分には食事療法はできない」と諦めてしまい、食べてしまった。
3. 空腹感はあまりないが、入院前の習慣や差し入れがあったので、つい食べてしまった。
4. 「これくらい食べても大丈夫」と思い食べてしまった。
5. 「自分の場合は、しっかり食べないと力が出ない」と思い食べてしまった。

6. 低血糖症状を感じたので食べてしまった。

　皆さんは、これらのパターンだけでなく、さらにさまざまなバリエーションの患者さんを経験していると思いますが、同じように間食をくり返す患者さんでも、同じアプローチでは必ずしもうまくいかない場合があることがわかります。いかがでしょうか？　どのパターンの人がいちばん指導しやすいでしょうか？

間食をくり返してしまう理由

大きく3つのパターン

　入院中に間食をくり返す患者さんにとって、間食をするにはそれなりの理由があり、その理由には大きく分けて3つのパターン「知識（情報）不足パターン」「思い込みパターン」「確信パターン」が考えられます。しかも、個々の患者さんではこれらのパターンの一つではなく、重複していることが多いので、臨床の場ではもっと複雑で指導困難な局面に遭遇します。

多くを占める「情報（知識）不足パターン」

　もっとも多いのが、情報不足の患者さんです。このような患者さんに対しては、次のようなことを話し合ってみましょう。

1. 糖尿病とはどういう病気なのか？
2. 自分の現在の病状に関してどのように理解しているのか？
3. このままでは自分がどういう結果になると理解しているのか？
4. もし、今、行動を変えればどのような結果になると理解しているのか？
5. 行動を変えるとすれば、その実行に際してなにが問題になると考えているのか？

　ここで重要なことは、これらを一方的に教えるのではなく、患者さんと話し合う形で、患者さんの知識、情報を確認しながら（頭から否定せず）、正しい理解に導いていけるように情報を提供することです。時間がないからと少しでも焦ってしまうと、せっかく釣れかかった魚が逃げてしまい（別に患者さんを釣っているわけではありませんが……）、指導が難しくなり、かえって時

間がかかることがあります。何回かに分けてでもよいので、時間をかけて患者さんから質問しやすい雰囲気を心がけましょう。

「ついつい……」の「思い込みパターン」

　次に思い込みパターンですが、これは知識はそれなりにあるけれども、ついつい間食をしてしまう患者さんです。このような患者さんでも大部分の人は知識や情報が不足していたり、一部誤った形で理解していたりすることで行動している場合が多いのです。知識不足の人に対するのと同じ話し合いを行いながら、ついついの過失（？）をくり返さないようなアプローチが必要です。いけないことと理解しつつ間食をくり返してしまうと、やがては確信パターンへ移行します。つまり、過失が失敗体験となり「どうせ自分にはできない、できなくても仕方がない」と考えるようになってしまうのです。

　知識としては理解していても、つい間食をしてしまうことはよくあることで、むしろ療養行動をうまく行っていくうえで必要な、成功へのステップとして捉えるように話し合いましょう。いきなり間食をすべてがまんさせるのではなく、一日数回の間食を1回に、毎日くり返していた間食を数日に1回に減らすことでも効果はあるわけです。ここで誤解してはいけないのは、決して間食を容認しているのではなく、間食をしないですむ正しい療養行動へたどりつくために、ステップが必要であるということです。

　具体的には、どのようなときにうまく間食をがまんできたかを話し合ったり、空腹感対策として、前もって空腹感の強い時間をなくすように食事を配分するなどの相談をしたり、間食をとったあとの血糖を予想し合ったりしながら、間食を否定せず、つねに前向きに話し合っていく姿勢を保つことです。つまり、どうしたら間食を減らせるか一緒に考えていく姿勢です。なお、入院の現場ではほかの患者さんのこともあり実際には難しく、外来指導として行うことのほうが多いです。

　このような過程のなかで誤った知識や情報、あるいは不足していた知識を見出し、修正していくことも可能ですし、何回かのトライ・アンド・エラーのなかで成功体験を伸ばしていければしめたものです。

待ち伏せ・落とし穴作戦が活きる「確信パターン」

　最後に確信パターンですが、この場合はなかなかこちらの指導に耳を傾けてくれません。こんなときのとっておきの技は「待ち伏せ作戦」と「落とし穴作戦」です（Q15［94ページ］）。

　入院中、間食もせず優等生であった患者さんが、退院後はうまく療養できないケースが多いことを考えると、入院中に間食をする患者さんこそ、療養指導のチャンス到来と思いませんか？明日からは、そんな患者さんを受け持つのが楽しみになってきたでしょうか？

間食する気持ちの理解が必要

間食の指導は食事指導のなかでもっとも難しい

　じつは、食事療法の指導でもっとも難しいのは間食の指導といわれています。その理由は、間食は通常の食事以上に自分の意思・嗜好で決定していることが多く、それを制限することは食事制限以上に心理的な抑圧が大きいからです。

　また、一口に間食といっても、三度の食事も過食気味で、さらに間食を食べる人もいれば、3食はきっちり制限しているが間食を食べてしまう人、あるいは空腹感が強くつい耐え切れずに食べてしまう人もいれば、ただ習慣で漫然と食べている人、さらには友人との付き合いでコミュニケーションの手段の一つとして食べている人もいるはずです。このような人たちに、ただただ「間食は糖尿病のコントロールを乱しますよ」と一律に指導しても、なかなかうまくいきません。

古典的なアドバイスが患者さんに響かない理由

　古典的には、間食が少しでも減るように、過去の経験と知識をもとに、スタッフからいろいろなアドバイスを矢継ぎ早にしていました。「お菓子類は買いだめをしないようにしましょう」「間食の分のエネルギーを普段の食事で減らしておきましょう」「空腹感が癒やされるように、エネルギーの少ない酢昆布のようなものを用意しましょう」「空腹感が強くなる時間帯には、ほかのこ

第**5**章　各療法指導時のピンチと悩み

133

とに集中して気を紛らわせましょう」「空腹感が出ないように三度の食事は時間をかけてゆっくりと味わいましょう」などなど……。どれもがよいアドバイスのように思えますが、どれもがピンとこないように思いませんか？ そうです。間食を食べる人にはいろいろなタイプの人がいるわけですから、このようなアドバイスをしても、まったく他人事にしか聞こえない人も多いのです。

アドバイスよりも患者さんが気づいたことの後押しを

　まずはどのようなときに、どのような気持ちで間食を食べているのかを理解してあげることが必要です。とくに、糖尿病のない人なら当たり前にしている間食が、患者さんにとっては責められる行為であるという負の感情を抱いている人には、この事前の傾聴が重要です。その結果、間食を食べることのマイナス面とプラス面を患者さん自身に気づいてもらい、バランスシートを作成するようなつもりで指導してみましょう。そうすると、先ほどのアドバイスにも、その人にとってはプラスの内容もあればマイナスの内容もあることがよく見えてくるはずです。スタッフの経験からだけの指導ではうまくいかない理由がそこにあります。

　最終的には、そのバランスシートのなかで患者さん自身が気づいた、できそうなことを選んでもらい、それができるように励ましてあげましょう。「それはよいことですね。ぜひやってみましょう。もしできなければそのときにもう一度考えましょう」という具合です。間食なんて今すぐにやめる必要はないし、間食をがまんするほうが食事をがまんするより、もっと負の感情を強く感じる人がいることを、まずスタッフが理解する必要があります。

Q22 病院勤務の管理栄養士です。インスリン治療中の患者さんの食事療法の指導でカーボカウントの依頼が増えています。非常にシンプルで患者さんも理解しやすいとは思うのですが、従来の栄養指導に比べると、一日のエネルギー摂取量や栄養バランスの指導が十分伝えられていないように思います。指導に際して、どのような注意が必要でしょうか？

A22 「糖尿病食事療法は『時代とともに変わる』がプリンスパル（原理・原則）」は普遍であることを、忘れるなかれ！

糖尿病食事療法とカーボカウント

　質問にもあるように、医師の思惑とはうらはらに現場の管理栄養士、とくに経験を積んだ管理栄養士にとっては、カーボカウントの指導はいまだ戸惑いがあるようです。その理由としては、30年以上前に注目を浴びたグリセミック・インデックス（glycemic index；GI）や、その後の低インスリンダイエットとの混同もありますが、もっとも大きい原因は食事療法におけるカーボカウントの位置づけがいまだ十分に理解されていない点、さらには糖尿病治療における食事療法の位置づけが理解されていない点にあるといってもよいかもしれません。

食事療法の歴史を振り返る

　少し話が大きくなりますが、この質問の回答を考える前に糖尿病食事療法の歴史を考えてみると、その位置づけが理解しやすいかもしれません。
　インスリン注射も経口血糖降下薬も登場していない100年以上前から、糖

尿病患者さんの治療において食事療法は重要視されてきました。いや、それよりもっと以前から、おそらく糖尿病患者さんに対する食事療法はその時代の知識と経験によって工夫され、試行錯誤の結果、形づくられてきたはずです。その時代の食事療法の目的は、延命と日常生活への復帰です。尿糖、血糖値が測定できる時代になり、これらを改善させることを目標に食事療法が試みられ、極端な糖質制限食が広く受け入れられた時代もありました。

その後インスリンが発見され、種々の経口血糖降下薬が開発されてくると、ある程度の血糖コントロールは容易になり、延命と日常生活への復帰が達成される時代になると、合併症予防を目的とした食事療法が検討されました。その結果、現在世界中で今も日常行われている食事療法が登場したわけです。

改めて考える食事療法の目的

糖尿病患者さんの食事療法の基本は、標準体重に見合ったエネルギー摂取量を順守し、栄養バランスを保ち、それを一日のなかでバランスよく配分して規則正しい食生活を継続するという三原則にあります。この原則は今も変わりなく、1型であっても2型であっても、インスリン注射や種々の経口血糖降下薬で治療されていようとも、糖尿病食は健康な人が健康を維持するために行うべき食事と同じで、つまり「糖尿病食とは健康食」たるゆえんです。

この時点では、適正体重の維持や血糖コントロールだけではなく、現在のようなスタチンやARB（アンジオテンシンII受容体拮抗薬）などの効果的な薬剤が登場していなかった分、減塩やコレステロールなどの脂質制限には、ある意味、今以上に重きが置かれていました。そのなかで、1980年代に入りHbA1cが臨床応用され、SMBGが普及し、1993年に1型糖尿病患者さんにおけるメガスタディのDCCT（diabetes control and complication trial）の報告が発表されると、ちょうど学校教育で偏差値が重要視されてきたのと同調するかのように、合併症予防のために血糖値（HbA1c）至上主義へとシフトしてきました。その後のUKPDS（United Kingdom prospective diabetes study）の報告でもあきらかにされたように、合併症予防には血圧や脂質コン

トロールも重要であることは、今では当然のことと考えられていますが、この間の有用な降圧薬や高コレステロール薬の開発の結果、糖尿病患者さんでの食事療法の目標の主流が血糖コントロール重視へとシフトしてきました。

そのような経緯のなかで、GIやカーボカウントが登場してきたわけです。しかし、あくまでも糖尿病食事療法の目的のプリンスパル（原理・原則）は変わっておらず、糖尿病患者さんの延命と、合併症を予防し糖尿病のない人と同じ日常生活をまっとうすることです。

カーボカウントを覚えたのち 栄養などについて学ぶ方法も

カーボカウントはなぜ普及した？

糖尿病食事療法の原理・原則が時代にかかわらず普遍であることは述べました。しかし時代だけではなく、国によって食習慣や生活習慣が異なり、具体的な食事療法の内容が大きく違っていても、その原理・原則はほぼ同じと考えて差しつかえありません。

では、カーボカウントが今なぜ欧米諸国のみならず日本でもこんなに普及してきているのでしょうか？ 糖尿病の食事療法では100年以上前から糖質の比率に注目していましたが、これはおもに1型糖尿病、あるいはインスリン分泌が欠乏した1型に近い2型糖尿病の患者さんが対象でした。その後、2型糖尿病の増加とともに、食事療法の主流は肥満の是正も含め総エネルギー量の制限へと移行しましたが、1型糖尿病患者さんでもインスリン欠乏の2型糖尿病患者さんでも、総エネルギー量の制限だけでは必ずしも良好な血糖コントロールが得られていませんでした。

カーボカウントは追加インスリン量の決定に有用

1993年のDCCTの報告以降、1型糖尿病患者さんではインスリン頻回注射療法、持続皮下インスリン注入療法（continuous subcutaneous insulin infusion；CSII）によるインスリンの基礎分泌の補充と追加分泌の補充が主流となり、食事に合わせたインスリン量の決定が求められるようになってきまし

た。カーボカウントは、この追加分泌に当たるインスリン投与量の決定に非常にシンプルで有用であることから普及しました。

それまでに知られていたGIは、同じインスリン投与量・分泌量での、血糖値の上がりやすさの食品分類であり、低インスリンダイエットは内因性のインスリン分泌を強く刺激せず、血糖値の上昇を防ぎ、結果として肥満の是正にも繋がる食事療法の一つです。その点、カーボカウントもあくまでもインスリン投与量を決めるための食品の計算法、インスリン投与量の計算法であって、血糖値を良好にコントロールする目標に対しての非常に有用な手段の一つにすぎません。

であっても、多くのインスリン治療患者さんが良好な血糖コントロールを得られないままインスリン注射を漫然と続けている現状では、カーボカウントは1型だけでなく2型糖尿病の患者さんにとっても、また医療者側にとっても、非常に受け入れやすい実用的な手段です。

応用・工夫して指導に取り入れる

CSIIのみならず、インスリン頻回注射療法でも追加分泌の補充に適した超速効型インスリンと効果の安定した持効型インスリンが登場し、1型糖尿病患者さんのインスリン治療において、カーボカウントはますますその有用性を発揮しています。さらには2型糖尿病患者さんにおいてもカーボカウントを利用し、本来の食事療法への応用もなされるようになってきました。

質問のように「カーボカウントでは、栄養バランスや総摂取エネルギーへの指導が十分でない」と考えるのではなく、もし従来の食事療法が受け入れられなくてもカーボカウントなら受け入れられる患者さんなら、積極的に導入してそれを発展させ、栄養バランスや肥満の是正へと指導する応用編を工夫してはいかがですか? 逆に、従来の食事療法を理解し実践しているのに、血糖コントロールが必ずしも十分ではなく挫折しそうな患者さんには、改めてカーボカウントを活かしてみてはどうでしょうか?

英語の学習で「文法や構文から学ぶか、実用的な英会話から学ぶか?」というようなものです。まず、実用的で日常の生活にすぐに役立つ会話（カー

ボカウント）を学びながら、さらにステップアップするときに文法（栄養バランスやエネルギー計算）を学ぶのがよいと思いますよ。文法ばかりで、英語ぎらいになるよりは……。

Q23 運動療法の指導をしています。血糖値が低下しやすいように食後の運動を指導していますが、ある患者さんはもともと朝食前と夕食後にウォーキングをしており、「この時間帯のほうが運動をしやすい」といって運動時間を変えようとしません。どのように指導すればよいでしょうか？

A23 スタッフは「いつでも」「どこでも」「誰にでも」できる運動メニューを提供できるよう、トレーニングしておくべし！

糖尿病運動療法に適した時間帯とは

　運動療法の指導に際してはいくつか重要なポイントがあります。質問にあるような「どの時間帯に実施するのか」というのはその重要なポイントの一つで、実際の患者指導の場でもよく受ける質問の一つです。

　質問にあるように、糖尿病運動療法の時間帯としては食後60～120分が推奨されており、『糖尿病治療ガイド』（日本糖尿病学会編・著）にも、「食後1時間くらいが望ましい」と書かれています。しかし、続けて「実生活の中で実施可能な時間のいつでもよい」とも書かれています。つまり、運動療法を開始するときには「いつでも」「どこでも」「誰にでも」が基本ですから、患者さんもスタッフも「いつやるのか」に関してはあまりこだわる必要がないのかもしれません。むしろスタッフにとって重要なのは、運動を実施する時

間帯によってなにが違うのかということを理解し、そのなかで必要なことを
患者さんにフィードバックしてあげることです。

運動をするのはなんのため？

短期の効果だけでなく長期の効果も考える

　質問にもあるような「血糖値が低下しやすいように食後の運動を指導して
います」という考え方は、運動の短期の効果に照準を合わせた指導で必ずし
も運動効果のすべてではありませんし、それだけの理由で食後の運動にこだ
わる必要はありません。患者さんにとっては、運動を実施しその場で目に見
えて血糖値が下がるという結果を実感として得られたならその後の運動継続
の動機づけになりますが、運動の時間帯を運動の短期効果だけに捉われて決
めてしまうのは、必ずしも得策ではありません。

　運動の効果として、患者さんも血糖値やHbA1cの低下、体重や腹囲の減少
という目に見える数字を考えがちですが、これはあくまでも短期的な効果の
指標にすぎません。長期的な効果の目標は、糖尿病合併症を進展させずに快
適な日常生活を送ることにあります。そういう視点で考えると、運動療法の
目的は運動によって脂肪を燃焼し、筋肉量を増やし、筋力をアップすること
で、その結果として血糖値の改善のみならず高中性脂肪、高コレステロール、
低HDLコレステロールなどの脂質異常症を是正し、血圧改善効果を得ること
にあります。さらには、ストレス解消や健康感の増大、心肺機能の向上など
も効果として得られるのが理想的です。

まずは継続しやすい時間帯で

　このように、運動の効果から考えると運動の時間帯にこだわる必要はなく、
むしろ継続しやすい時間帯を選ぶほうがよいわけです。ただし、運動療法に
は低血糖を含めたマイナス面に対する対応も必要です。一般に、薬物療法を
受けていない患者さんでは、食前でも食後でもよいとされています。運動で
ブドウ糖を筋肉で燃焼させるときにはインスリンが多いほうがよく燃焼する
ので、食後のほうが血糖値を下げる効果が高いと考えられていますが、逆に

空腹時のほうが運動時に使うエネルギーとして脂肪を動員するので、減量には効果的のようにもいわれています。

その人に合った運動メニューの提供

重要なのは、一般論の一律の指導ではなく、その患者さんにとってどのような効果が期待でき、どのようなマイナス面が現れるかを具体的に示すことです。たとえば、糖尿病のコントロールが悪く、つねに血糖値が200mg/dL前後の人には、「運動療法では低血糖に注意しましょう」と指導するのではなく、高血糖で運動することのマイナス面や「脱水に注意して水分補給を十分にしましょう」など、その患者さんに応じた指導を心がけます。質問の患者さんでは、当初は実施しやすい時間帯に設定し、低血糖を起こしそうになれば食後のほうを強く推奨していくというのはどうでしょう？

われわれスタッフは、運動療法を実施する時間帯の利点と注意点を理解しておき、それぞれの時間帯に応じた安全で継続可能な運動メニューを組めるように、トレーニングしていきましょう。「患者さんが運動時間を変えようとしません」なんていっていないで、まず皆さんの頭のなかの運動指導のメニューを調整して、もっと数を増やしてみてください。

Q24 病院勤務の薬剤師です。服薬指導時に、副作用を怖がって過敏に反応する人がいます。「このままでは自己判断で勝手に服薬を中止してしまうのでは」と思うほどです。どのように指導すればよいでしょうか？

A24 「押さば引け、引かば押せ」の柔の極意と居直りの発想を身につけるべし！

患者さんが満足する副作用説明とは

副作用の説明は薬剤師の大きな悩みの一つ

　糖尿病患者さんの薬物療法は非常に多様化し、複雑になってきています。私が医師になったころは、処方の基本は3Sといわれ、「small（必要最小量）」「short（必要最小期間）」「simple（できるだけ単純に）」を徹底して先輩医師に叩き込まれました。しかし、糖尿病のような慢性疾患ではshortとはいかず、最近の作用機序の異なる種々の糖尿病の薬剤や合併症の薬剤を組み合わせるとsmall、simpleも難しくなってきています。

　これらの薬剤の服薬指導は、薬剤師としての腕のみせどころではありますが、そのなかで副作用の説明をどの程度するかについては、薬剤師にとって大きな悩みの一つです。入院中のように説明の時間が比較的あり、患者背景も把握できており、患者さんとの信頼関係も十分築かれた状態ならまだしも、外来でのかぎられた時間では、まず新しく投与された薬剤の用法・用量を正しく伝え正確に内服してもらう必要があるので、副作用の説明はどうしても後回しになりがちです。

副作用を過剰に恐れる患者さん

　しかし、質問のように副作用の説明に過剰に反応する患者さんが少なからずいます。最後にサラッと流して説明し、「なにか異常があれば連絡してください」で服薬指導を終わろうとしているのに、今までの説明を完全に忘れかねないくらいの勢いで、副作用について執拗に食い下がって質問してくる患者さんです。

　ここで説明を曖昧にすませると、大部分が自己判断で内服を自己調節しますので、的確な対応が必要です。安心させるために気休めの説明をしても、いざ本当に副作用が出てしまうとかえって信頼関係を損ねます。

　かといって、「内服してみないと、出るか出ないかわかりません」では冷たすぎます。効能書きどおりに「○％の確率です」では、患者さんにはピンと来ませんし、このような患者さんでは確率的には非常に低い副作用でも「自

分は、きっと副作用が出やすい体質なのだ」と思い込んでいる人が多いのが特徴です。「そんなに心配なら主治医と相談してください」では、薬剤師としてプロの申し訳が立ちません。

薬と副作用のメリット・デメリットを伝える

知っておきたい柔の極意と居直り作戦

まず、服薬指導で身につけておくべき基本的なスキルとして、「押さば引け、引かば押せ」の柔（道）の極意があります。これは、副作用を怖がりすぎる患者さんには比較的安心するように、逆に甘くみている患者さんには少しきつ目に指導する方法です。しかし、質問の患者さんの場合にはこの極意だけでは通用せず、不安が拭いきれないことが多くみられます。

このような場合のとっておきとして「居直り作戦」があります。これは「副作用が出るか出ないか」という内容に話をもっていくのではなく、発想を転換して違う角度から、つまり「副作用は出るものである」という前提で指導する作戦です。「副作用は出ないと思います」という指導ではなく、「副作用が出る人もいますが、出ても心配いりませんよ」という指導です。

副作用が出ることを恐れている患者さんでも、安心な副作用なら受け入れられる場合が案外みられます。しかし、現実には安心な副作用ばかりではないので、重篤な副作用に関しての説明も必要です。そのようなときには、「このような副作用もありますが、こうこうすれば大丈夫」と、できるだけ淡々と、できれば笑顔で対処法を説明しておきます。

副作用の指導でもっとも重要なこと

ここで重要なことは、副作用への対処の説明と同時に、内服することのメリットと内服しないことのデメリット、副作用が出たときのデメリットの項目をリストアップし、患者さん自身に天秤にかける作業をしてもらうことです。この作業のなかで、患者さんによってそれぞれの項目の重さが違うことがわかります。

副作用を過剰に恐れる患者さんは、内服によって得られる効果を理解でき

第5章 各療法指導時のピンチと悩み

143

ていない、あるいは理解はできても実感できていないわけですから、患者さんとの話し合いのなかで副作用を受け入れたうえでの内服の受け入れができるよう、メリットの重みを増し、デメリットの重みを軽減する情報を提供していくことがコツです。さらに、こちらからの情報提供だけでなく、患者さんからなにがいちばん心配なのかを聞き出していく作業も必要です。

しかし、もっとも重要なことは、実際に副作用が出たときの早期発見、早期対処ですので、内服を開始後、患者さんからの訴えをつねに受け入れられる環境、雰囲気を、薬剤師が中心となりチームとしてつくっておくことです。

Q25 糖尿病患者さんには、がんの合併が多いといわれていますが、日常の診療で、どのような点に気をつければよいでしょうか？

A25 がんの早期発見、血糖コントロール、合併症予防、すべてにおいてなんでも話せる関係が重要と心得よ！

糖尿病とがんの関係

日常の臨床で、何年にもわたって糖尿病で通院していた患者さんが、あるときがんが発見され、その時点ではもうすでに手の施しようがなく亡くなる、という場面に遭遇することは少なくありません。患者さんや家族からすると「ずっと糖尿病で通院していたのに、なぜもっと早くに発見できなかったのか」という思いは残りますし、主治医も同様に「なぜもっと早期に検査を」と内心忸怩たるものを感じてしまいます。

糖尿病患者さんにがんの合併が多いというのは、欧米ではかなり以前から

報告されていましたが、その差は必ずしも有意ではないという報告もあり、確定した認識ではありませんでした。しかし最近の大規模研究の結果、欧米でもわが国でも、糖尿病患者さんにがんの合併が多いとの報告が相次ぎ、注目されるようになってきました。

　なぜ糖尿病患者さんにがんの合併が多いのかという機序に関しては、いまだあきらかではありません。しかしわが国で2007年に報告された結果をみると、部位によって異なるものの、糖尿病患者さんでは非糖尿病者よりおおむね男女とも約1.2〜1.4倍多いとされています。

糖尿病のない人のがんのほうが多い？

　「1.2〜1.4倍多い」というのは推計学的にはあきらかに有意であり、糖尿病患者さんではがんを合併するなんらかの要因をもっていることは、間違いのない事実と思われます。しかし、臨床的な意義としてはどうでしょうか？

　仮に、糖尿病のない患者さんの約30％ががんで亡くなるとします。糖尿病患者さんではその1.2〜1.4倍、つまり36〜42％の患者さんががんで亡くなることになります。しかしよく考えてみると、糖尿病患者さんの有病率は、近年増加したといっても予備軍を合わせて約3人に1人です。つまり、一般の臨床の現場では1,000人の患者さんの3分の1は糖尿病患者さんで、3分の2は糖尿病のない患者さんです。それぞれの36〜42％、30％の人からがんが発症したとしても、一般内科医の目の前で発症するがんは、糖尿病のない人のほうが圧倒的に多いのです。

　もともと欧米では、糖尿病患者さんの死亡原因の第1位は虚血性心疾患で、約50％近くを占めていますが、日本では糖尿病患者さんでも糖尿病のない患者さんでも、悪性腫瘍が死因の第1位です。ですから、日常の内科臨床の現場では、糖尿病の有無にかかわらず、がんの発症を念頭において診療を進めていけばよいということになります。しかし、糖尿病患者さんを多くみている専門外来では、がんの合併が多いだけでなく、虚血性心疾患や脳血管障害の合併が約2〜4倍と多いわけですから、当然、これらの血管障害の発症に

注意が寄せられるのも仕方がないかもしれません。

パスやチェックリストの作成を

さて、質問に対する回答ですが、残念ながら、糖尿病患者さんでがんの合併を早期に発見する確立されたレジメはありません。人間ドックでも、必ずしも早期がんの状態で発見できるわけではありませんので、がんをつねに早期の状態でみつけようとしても、労力のわりに効果は薄いと考えたほうがよいです。

これは「がんの早期発見をあきらめなさい」といっているのではありません。むしろ、むやみやたらとがんを疑って検査をするのではなく、効率よく検査を実施するパスやチェックリストをつくっておくことを勧めているのです。野球では、むやみやたらと力任せにバットを振ったからといって、ボールに当たるわけではありません。むしろ、じっくりとボールを見てバットを振り出すのがコツです。

つまり「ドックでがんの早期発見が期待できる臓器に関しては、定期的にドック受診を勧めること」、さらにがんの家族歴のある患者さんでは、その臓器にとくに注意しつつ、日常の診療で腹痛や便通異常、咳・痰などの新たな出現した症状がないかを確認しておくこと」です。もちろん、体重減少や理由のない血糖コントロールの乱れがあるときにも、つねにがんの合併を頭の片隅に置いておくことも重要です。

そしてなによりも重要なことは、血糖コントロール、血管障害による合併症、がん検診について、いつも患者さんと一緒に話し合える関係を築いておくことです。でないと、血管障害に気をとられた人はがんで、がんに気をとられた人は血管障害で倒れることになりますので……。そうなっては、糖尿病専門医として本当に慚愧に堪えません。

応用編　第**6**章

インスリン
療法指導時の
ピンチと悩み

Q26 インスリン治療中で、入院中、退院後に低血糖を起こす患者さんへの対処法と指導法を教えてください。

A26 入院中の低血糖は指導のチャンス！ スタッフ一同冷静に、自信をもって対応すべし！

入院中の低血糖は本当にピンチ？

スタッフが低血糖に慣れてない場合

　入院中の患者さんが、深夜や明け方に低血糖を起こすことはよくあります。糖尿病の患者さんが多く入院している病棟では、なんのことはなく、砂糖やジュースをとってもらい、一件落着の出来事です。ところが、糖尿病患者さんがあまり入院していない病棟や、以前に低血糖昏睡で苦い経験をした看護師のいる病棟では、そうは簡単にはいきません。これは一大事、大ピンチです。当直医が呼び起こされ、対処の指示を迫られ、挙げ句は翌日のインスリン注射や経口血糖降下薬を減量する指示までも執拗に迫ってきます。

　一昔前までは、私も当直をしているときに患者さんの朝の血糖が低いと、「このまま指示どおりにインスリンを打ってよいですか？」という電話でよく起こされたものです。また、糖尿病が専門でない先生の当直の場合は、ご丁寧にも朝のインスリン注射は中止されており、「主治医が来てから指示をもらってください」とのことで、朝一番に病棟へ行ったときに待ち構えられていることもしばしばでした。

低血糖時に大事なことは

　確かに、低血糖で不安を抱きつらそうにしている患者さんを目の前にした看護師にとっては、少しでも早く低血糖を改善してやり、次に低血糖を起こさないように患者さんを守ろうとする気持ちはよくわかります。もちろん、

148

低血糖を起こさないようにコントロールするに越したことがないのは、いうまでもありません。しかし、低血糖は本当にピンチでしょうか？

　低血糖時の処置はそれほど難しいことではありません。意識がまだしっかりしているときには、経口でブドウ糖を摂取させれば回復しますし、さらに意識レベルが落ちていても、ブドウ糖を静注すれば、ほとんどの人は回復します。むしろ低血糖時に大事なことは、患者さんに不安感を抱かせないことです。そのためには、スタッフが冷静に、自信をもって対応し、しかもどのスタッフでも同じ対応ができるような態勢を整えておくことが重要です。

マニュアルは料理のレシピ

　そのためには、低血糖マニュアルを作成し、対応していくことです。その際、既成のマニュアルをそのまま用いるのではなく、かならずそのときのスタッフで相談しながら、自分の施設に合ったマニュアルをつくっておくことが大事です。マニュアルというのはつくる過程が非常に大事で、その話し合いのなかでスタッフ間に共通のコンセンサスが形成されていきます。共通のコンセンサスがなく、つまりマニュアルの意味を理解せず、ただできあがったマニュアルに示された行為のみを実行するだけでは、初めての人でもそれなりのことはできますが、それ以上のことはできないということになりかねませんし、むしろリスクを伴うことも少なくありません。

　マニュアルはあくまでも料理のレシピのようなもので、どんな人でもある程度の料理はできますが、個々の患者さんに対して必ずしも満足のいく料理を提供できるわけではないということを、つねに認識しておく必要があります。マニュアルの本場であるアメリカでは、まさに料理のレシピにたとえられて「クッキングメディシン」といわれているゆえんです。

　つねにスタッフが入れ替わり、新人スタッフでもベテランスタッフと同様にある程度の行為ができるようにしておくには、マニュアルは有用です。つまり、素人でもある程度の料理はつくれるようになるのです。しかし、それだけでは寂しくありませんか？ 決まった料理だけをつくって、おいしいとい

第6章 インスリン療法指導時のピンチと悩み

う人はよいけれども、それ以外の人にはがまんしてくださいというのは。

入院中の低血糖はチャンス

　経験豊富な糖尿病療養指導士なら、マニュアルは知っていても、必ずしもマニュアルどおりにうまくいくとはかぎらないことも知っています。たとえば、「低血糖時にブドウ糖を10gとらせ、30分後に血糖を測定し、改善がなければさらに10gのブドウ糖を追加」というマニュアルで、10分後、20分後に患者さんの症状が改善せず、ますます不安がっていた場合、あなたならどうしますか？　大部分の看護師は、医師の指示どおり患者さんを説得し30分まで待たせるか、血糖だけ測って時間を稼ぎ、30分で改善がなければブドウ糖を追加するのではないでしょうか？

　しかし、低血糖時の対応が本当に必要なのは、患者さんが退院してから、自宅で低血糖が起こったときではないでしょうか？　そのときにどう対処するのかを指導するのが大事であって、入院中の低血糖は、そのきっかけとなる大事な療養指導のチャンスです。

　入院中にも通用しない、一般的なマニュアルをコピーして渡すだけでは、当然、役には立ちません。個々の患者さんで退院後に役立つ低血糖指導を行おうとすると、マニュアルに書かれていることを患者さんにも理解してもらい、スタッフ間と同様、共通のコンセンサスを形成する必要があります。

完璧なマニュアルなんてありえない？

みんなで練ってマニュアルをつくる

　では、皆さんの施設ではどのようなマニュアルを使っていますか？　既成の教科書に載っているマニュアルでしょうか？　それともチームで検討したオリジナルのものを使っていますか？　療養指導のチームの力量を測るには、低血糖にかぎらず「いかに優れたマニュアルをつくっているか」「いかにマニュアル以上のことを指導しているか」の2点がポイントになります。マニュアルをつくる過程では、「いかにより多くの患者さんに対応できるか」や「マニュ

アルから外れたときにどのように対応したらよいか」について話し合われます。極端にいうと、マニュアルはつくられた時点で、そのマニュアルをつくった人たちには必要がなくなるくらい練られる必要があるのです。

使っているマニュアルを検証する

しかし、マニュアルづくりに参加していないメンバーや、今後、新しくスタッフに入ってくる人たちには、マニュアルという枠組みは見えても、そのなかの練られた内容は見えないということが多いのではないでしょうか。マニュアルを実行する人たちは、「このマニュアルは、どのような根拠でつくられたのか？」「このマニュアルどおりに実行することによって問題となることはなにか？」を検証しながら、実施していく必要があります。

はじめから完璧に近いマニュアルをつくる必要はありませんし、むしろ完璧なマニュアルなんてありません。大事なことは「使っているマニュアルを検証していく」という姿勢です。この検証の過程が、マニュアルづくりのときと同様、スタッフ間に共通のコンセンサスを形成していくことになります。

低血糖からの回復方法を教えるチャンス

入院中の患者さんの低血糖

さて低血糖に話を戻しますが、入院中の患者さんが低血糖を起こす場合と、退院後、あるいは外来患者さんが低血糖を起こす場合では、その原因が異なっていることが多いのはご存知でしょうか？ もちろん低血糖は摂取した食事量と運動量、経口血糖降下薬やインスリン注射などの薬物の作用の不均衡がおもな原因でひき起こされるのに、違いはありません。しかし、入院中の患者さんの低血糖では、その大部分の原因は医師の不適切な指示にあります。また、外来での低血糖では、その大部分は患者さんの予期せぬ行動やシックデイなどの予期せぬ偶発症が原因となっていることが多いのです。

入院中の患者さんの多くは、スタッフの指示をよく守り、少々つらくてもがまんして間食をせず、服薬もきっちり行っています。若い医師の指示にありがちですが、入院時に糖尿病食としてエネルギーを制限した食事をとらせ、

第6章 インスリン療法指導時のピンチと悩み

薬は入院前と同じ量を投与している場合や、検査などで絶食時に当日の薬物の減量や中止の指示はしても、前日の薬の効果を考慮していなかったり、日々の血糖値に惑わされて、目まぐるしくインスリン量や薬を増減したりしているときに、低血糖はよくみられます。

低血糖発症時の療養指導のポイント

低血糖の指導で重要なことは、低血糖からの回復手段を教えるだけではなく、なぜ低血糖が起こったのかを考え、次に低血糖を起こさないようにするにはどうすればよいのかを理解してもらうことにあります。そういう意味で入院中の低血糖は、まさに指導のよいチャンスとなります。以下に、低血糖が起こった際の療養指導のポイントをあげます。

1. 低血糖の症状が出たときにはまず血糖値を測ってみて、どれくらいの値で症状が出るかを知ってもらう。

2. 低血糖の症状を感じていることは非常によいことで、退院後も低血糖で倒れないセンサーが備わっている証拠であることを説明する。

3. ブドウ糖がすぐに血糖を上げるのに適していること、通常は10gの糖で20〜30分後には血糖値が約30mg/dL上昇するが個人差があること、まず10g（または20g）をとってみて、再度血糖を測ってみることなどの対処法について説明する。

4. 回復を待っているあいだに症状がどのように変わるか、精神的にどのような気分かを問いかける。

5. 低血糖症状には、ほかにもいろいろな症状があることを説明する。

6. 症状が回復したときの血糖値を患者さん自身に知ってもらう。

上記に基づき、終始落ち着いて患者さんを安心させるよう語りかけ、最後に「今回はよい経験をしましたね」と笑顔で部屋へ戻します。そうすると、患者さんも笑顔で「ありがとうございました」と返してくれるはずです。どうです、明日にでも一度やってみませんか？

低血糖を制するものはインスリン治療を制す

低血糖指導のタイミング

　入院中の低血糖での対処について述べましたが、実際に役立ったでしょうか？ それとも、患者さんの症状があまりに強くて、皆さんも血糖を上げることに必死で、とても低血糖について指導する余裕なんてありませんでしたか？ あるいは、低血糖を起こす時間帯はいちばん忙しいときなので、あまり患者さんと話す時間がありませんでしたか？

　インスリン治療中の患者さんでは低血糖時の指導は必須ですが、入院中の患者さんでその指導をいつやるのかは非常に重要で、実際に低血糖を経験したときに行うのがもっとも効果的なのはいうまでもありません。まさにピンチはチャンスです。患者指導のマニュアルに従って指導項目を順番に指導していくなかで、もし低血糖があれば、順番を飛ばしてでも低血糖の指導を優先すべきです。もし低血糖が起こったときが深夜、準夜の人手の少ないときであれば、日勤に申し送りをし、その日のうちに日勤のメンバーが時間を割いてでも低血糖の指導を優先して行うべきです。おそらく30分もかからないはずです。

上手な転び方を学ぶことが上達のコツ

　指導の際に必要な項目は「確実な低血糖からの回復の方法」と、「低血糖に対する恐怖心を和らげること」の2点です。この時点で指導を怠ると、その患者さんはその後も長期にわたって低血糖恐怖症となり、退院後も低血糖を回避することにより神経を使い、コントロールがなかなかうまくいきません。スキーやスケートの練習で転ぶことを怖がっていてはなかなか上達しないのと同じで、上手な転び方を最初に教えておくことが上達のコツです。

　低血糖は、退院後に良好なコントロールを望めばある程度はかならず起こるものですから、上手な低血糖対策がその後のコントロールに大きくかかわってきます。もちろん、低血糖を起こさないに越したことはないので、低血糖指導の次に必要なのは、低血糖を起こさないようにする工夫を身につけて

第**6**章

インスリン療法指導時のピンチと悩み

もらうことにあるのはいうまでもありません。

退院後の生活パターンを知る

　入院中の低血糖と退院後の低血糖は、その原因が異なっている場合が多いことを述べましたが、低血糖の回避の指導では、つねにその患者さんの退院後の生活パターンを知っておく必要があります。いつ食事をとるのか、午前中や午後の運動、あるいは日常生活での身体的活動（通勤や仕事内容、掃除や洗濯、買い物など）を聞きながら、使っているインスリン製剤の作用時間なども患者さんに知ってもらい、どのようなときに低血糖が起こりやすいかを入院中に一緒にシミュレーションしておくと、患者さん自身の低血糖に対する前向きな対応が根づいてきます。

　このシミュレーションは、同時に血糖自己測定（SMBG）を行っている患者さんでは、退院後の血糖値が高いときの対応を身につけることにも繋がります。まさに、一回の低血糖がいかに大事か、いかにチャンスであるかがわかってもらえたでしょうか。

　若い医師のなかには、入院中の血糖に一喜一憂し、できるだけよいコントロールをしようとインスリン量を毎日のように変える先生もいますが、あまり意味があるとはいえません。入院中はおもにどの種類のインスリンを、どういう使い方（回数や打つ時間）をするのか決めるのが大事で、投与量にあまり神経質になる必要はありません。Q8（48ページ）にも述べましたが、入院中の生活はあくまでも自動車教習所のなかでの教習のようなものなので、退院後は入院中と比べて食事も身体的活動もまったく違うわけですから、つねにそのことを念頭に置いて指導を心がけることが重要です。

緊迫感をもって指導に当たる

　もちろん低血糖の指導は、入院中に低血糖を経験していない人にも行うわけですし、むしろそのほうが多いかもしれません。そのような患者さんでは、テキストに書かれた文章や医師や看護師、薬剤師からの通り一遍の説明だけでは十分伝わっていないことが多くみられます。これはある程度仕方がないことですが、その際でもスタッフは「目の前の患者さんは、まさに今日低血

糖を起こしたのだ」というくらいの緊迫感をもって指導を行っていく姿勢を忘れずに、自分の指導が十分伝わっているのかを確認しながら指導を進めていくようにしてください。

　外来でのインスリン治療の成否の大部分は、この低血糖の指導にかかっていると思ってください。そう、まさに「低血糖を制するものはインスリン治療を制す」といっても決して過言ではないのです。

Q27 混合型インスリンを１日２回注射している患者さんで、SMBGを毎日朝夕食前にきっちりと実施して記録してくるのですが、HbA1cは８～９％とあまり改善しない人がいます。どのように指導すればよいでしょうか？

A27 ①「SMBGの呪縛」がかからぬよう、指導の初期段階で意義・目的を明確にしておくべし！

SMBGが活用できていない患者さんのタイプ

SMBGの本来の意義を理解していない

　２型糖尿病で１日２回の混合型インスリンで治療している患者さんは、皆さんの周りにもたくさんいると思います。このような患者さんのなかで、SMBGをきっちり実施しているにもかかわらずHbA1cがあまり改善しない人がいますが、その原因の大部分は、SMBGの本来の意義が理解できていないことにあります。

　このような患者さんは、大きく２つに分けられます。一つは毎日儀式のように血糖を測定しますが、その結果にかかわらず、いつも淡々と固定された

決まったインスリン量を打っている人です。とくに自覚症状もなく元気なため、外来の診察室で主治医からHbA1cの値を聞かされるときだけ少し落ち込むくらいで、それ以外の日常生活の面では比較的機嫌よく過ごしています。もう一つは、毎回毎回の血糖値を非常に気にしており、高いときはインスリンを減量し、低いときには増量して自己調節し、ときには気に入らない値が出ると何回も測定しなおし、さらにその結果に一喜一憂している人です。

正反対のタイプの患者さんの共通点

　まったく正反対のタイプの患者さんのように見えますが、共通していえることは「なんのために痛い目をしてSMBGを実施しているか」という目的と、「SMBGが自分にとってどのような意義があるのか」ということを、意識せずに実施している点です。おそらくこのような人は、SMBGをやめて主治医の指示どおりのインスリンを毎日打っていても、ほとんど血糖コントロールは変わらないはずです。つまり、SMBGの効果がほとんどみられていないといってよいでしょう。しかしこのような患者さんにかぎって、習慣となった血糖測定をしないとインスリンの注射もできず、食事もとれないという人が案外と多くみられます。

かかってしまったSMBGの呪縛を解くのは困難

　私はこのような状態を「SMBGの呪縛」と呼んでいます。このような患者さんにとっては「SMBGとは血糖を測ること」であり、それ自体に意味があり、それを継続することが目的と置き換わってしまっているのです。

　電車に乗ると、車内のあちらこちらで、携帯電話を使っている人をよくみかけます。その人たちは、もし携帯電話を持たずに行動すると不安が募って落ち着きがなくなり、なかにはパニックになる人までいるようで、これはまさに「携帯電話の呪縛」といってよいでしょう。同じように、SMBGの意義を理解せずに実施している人が呪縛の状態に陥ってしまっていると、それをいきなりやめさせるのは非常に困難です。

　できればSMBGの導入のときか、あるいはできるだけ早い時期に、「SMBG

とは良好な血糖コントロールの維持に役立ってこそ意味がある」という意義を明確に示し、「そのためには、あなたの日常生活のなかで、どのようなときに血糖値がわかればよいと思いますか？」ということを、患者さんと一緒に考えながらSMBGの指導を行うことです。「インスリン治療には当然SMBGが必要である」という医療者的発想で、インスリン導入と同時にルーチンに手技を中心とした指導をするのではなく、「この患者さんのQOLを上げるために、SMBGがどのように役立つのだろうか？」という発想で指導してみてください。まず、スタッフ自身がSMBGの呪縛から解放されましょう。

A27 ②SMBG値の虚偽報告に注意！ 患者さんの負の感情を理解し、取り除く！

患者さんの嘘の理由

一方、SMBGを実施している患者さんで、記載している血糖値はあまり悪くないのに、HbA1cが高く、嘘の数値を書いているように思える人がいます。以前、さまざまな偽装事件が発覚して世間を騒がせたことがあります。しかし糖尿病の療養指導の現場では、以前からこのSMBG記録の偽装事件は起こっていました。そして、おそらく今もまた、どこかの診察室で、どこかの患者さんが偽装を試みようとしています。

では、なぜ患者さんはSMBGに嘘の数値を記入するのでしょうか？ いくつかの理由があると思いますが、患者さんの立場から考えてみましょう。

まずいえることは、主治医に高い血糖値を見せたくないわけです。その理由としては、「きっちり養生をしていないと思われたくない」「叱られるのがいや（あるいはほめてもらいたい）」「血糖値が低いほうが診察がスムーズに終わる」などいろいろあると思いますが、共通していえることは、診察の場で血糖値が高いことを話題にしたくない点です。これは、その患者さんにと

って血糖値が高いということは、「恥ずかしい」「申し訳ない」という医療者に対する感情（羞恥）と、「情けない」「つらい」といった自分に対する感情（自責）が混在した出来事であることがわかります。そうすると、解決法もわかりましたね？　この感情を取り除けばよいわけです。

負の感情を取り除くためにできること

高血糖の解決法をともに考える

　診察の場では、できるだけ血糖値が高いときのことを話題にして、その解決方法を一緒に考えるように心がけましょう。そのときに、やみくもに血糖値が高いときの事情聴取ばかりしていると逆に落ち込みますので、血糖値のよいときの行動を認めてほめてあげ、その後に患者さんの「つらい、情けない」という感情を傾聴して理解を示し、共有してあげることがポイントで、忘れてはいけない点です。

　虚偽の報告を「どのように確かめればよいのでしょうか？」という目線はよくありません。嘘の数字を記入した患者さんがその嘘を見抜かれたときには、ますます負の感情が強くなるからです。患者さんが自然と本当の数字を記入し、スタッフも疑わなくてすむような関係にもっていくのが、時間はかかりますがベストな方法です。

虚偽記録の特徴

　ちなみに、参考までに虚偽の記録の特徴として、以下のようなものがあげられます。

・煩雑に記入されていないため、記録ノート（用紙）がきれい。
・毎日記入するのではなくまとめて記入するので、数字が縦の列にきれいに並んでいる。
・血糖値の末尾の数字に偏りがある（0〜9のなかでとくに多い数字が2つくらいあります。さりげなく好きな数字を一つ聞いてみると、かならずその2つのうちの一つです）。

　なかには、「痛みがある」「いつ測っても高い」などの理由でSMBGに嫌気

がさし、まったく測定もせずに数値だけ書いてくる逃避型の患者さんもいるので注意しましょう。

いずれにしろ、世間を騒がせる偽装事件とは違い、「よいコントロールをしなければいけない」という気持ちの裏返しの行為ですから、手段は誤っていますがその気持ちは認めてあげましょう。明日の患者さんの虚偽申告、それを防げるのは皆さんしかいないのかもしれません。

Q28 長期にインスリン治療中の患者さんで、SMBGの値を参考にインスリンの自己調節をしていますが、血糖値の変動が大きくコントロールがなかなかうまくいきません。指導のポイントを教えてください。

A28 ①患者さんもスタッフも基本に戻り、まずはコントロール不良の要因を考えるべし！

患者さんとともに基本から考える

このような患者さんは非常に多くて、SMBGをきっちり行い、その値を参考にインスリンの増減を日夜苦慮しているのに、思ったほどのコントロールの改善が得られないことで落ち込んでいる人を診察時にみると、診察料をもらっているこちらがかえって申し訳なく感じてしまいます。

コントロールがうまくいかない理由には、多くの要因がありますので、ワンポイントアドバイスで簡単に解決するくらいなら、糖尿病専門医も療養指導士も必要ないといってもよいくらいです。しかし、逆にここが専門スタッフの腕のみせどころで、このような患者さんに向かい合ったときには、一度基本に戻って患者さんと一緒にまずその要因について考えてみることを心が

第6章 インスリン療法指導時のピンチと悩み

表 血糖変動原因の探索ステップ

1. 皮下までインスリンが確実に投与されているかどうか？
   注射手技、デバイスの確認
2. 皮下からの吸収にばらつきはないか？
   皮下注射部位のチェック（硬結・脂肪肥大・脂肪萎縮など）、運動の影響、入浴の影響、ときには血中インスリン濃度を測定して確認
3. 吸収されたインスリンが効果を発揮しているか？
   インスリン抗体のチェック、インスリン作用を妨げる薬剤、ストレスを含めたインスリン拮抗ホルモンの存在（副腎皮質・副腎髄質ホルモンなど）のチェック
4. 肝臓、筋肉、脂肪組織などにインスリン作用を妨げる異常がないか？
5. 最後に、食事や間食と投与インスリンによる血糖降下の程度が見合っているか？
   また、再現性があるか？
   糖尿病胃腸症などでの食事の吸収障害のチェック

けましょう。

血糖変動のおもな要因とそのチェック

　日常の診療では、血糖値が高いとインスリン増量、低いと減量を考えますが、そんなに単純なものではありません。表に、血糖変動のおもな要因とそのチェック項目を示します。診察時には、この5についておもに話し合われインスリンの増減が決められています。しかし、もう一度基本に戻って1～4についてもチェックしてみましょう。

インスリンの注射手技・吸収の問題

　インスリンの注射手技に関しては、インスリン導入時に指導してしまうと、その後はあまり見直しをすることが少ないようです。しかし注射手技の巧拙はインスリン吸収に大きく影響し、1型糖尿病や内因性のインスリンが枯渇している2型糖尿病では、コントロールの乱れの大きな要因です。おもな手技のチェックポイントとしては、次の4つがあげられます。

A. エア抜きが確実かどうか？
B. 注射部位が固定されていて脂肪肥大（lipo-hypertrophy）になっていない

か？

C. 注入器のノブを押し切ってから抜針までの時間はどれくらいか？

D. 刺入部、針先からの液漏れはないか？

　エア抜きが確実にできていないと、設定どおりのインスリンが注入されない原因となりますし、注入器のノブを押し切ったあと、針先から設定量のインスリンがすべて注入されるまでには数秒から10数秒のタイムラグがありますので、早い抜針では注入量が不足してしまいます。同一部位へのくり返しの注射は、刺入部からの液漏れに繋がることがあります。もう一度基本に戻って、Dの確認をとるようにしましょう。

どのように患者さんに伝えるか

　何年もインスリン注射を継続してきた人に、いきなり「手技の見直し」というと、かえって患者さんのプライドを傷つけてしまい、「今までの注射は間違っていたのか？」「なんでもっと早くいってくれなかったのか？」となります。そこで、患者さんには常日頃の指導から「インスリン注射に慣れた人ほど注意が必要」と伝えて、さりげなく指導していきましょう。

　もちろん、インスリンの吸収には手技だけでなく、インスリンの製剤の特性、注射部位、皮膚温や運動による皮下血流量などの影響もあります。しかし、これも注射手技が確実であっての話です。まずは患者さんもスタッフも、基本中の基本に戻ってみましょう。

インスリン吸収がばらつく理由

　インスリン製剤でとくに吸収がばらつくのは中間型インスリン製剤で、もともとプロタミンや亜鉛と結合させることで皮下からの吸収を遷延させているため、生理的条件でもその吸収には一定のばらつきがみられます。また混濁製剤では、その注射前の混和の程度で、速効型と中間型の比率が多少変化します。

　注射部位によってインスリンの吸収に差があることもよく知られています。

第6章　インスリン療法指導時のピンチと悩み

これはおもに皮下の血流量に関連していると考えられており、同様の理由で注射の深さ、運動、入浴やプールなどでの皮膚温の変化も影響します。一般に安静時では、腹壁＞上腕＞臀部＞大腿の順で吸収がはやいとされており、注射深度が深いほど、運動で局所血流が増加するほど、皮膚温が上がるほど吸収がはやくなります。逆に、同一部位にくり返し注射していると、皮下に硬結や脂肪肥大がみられ、吸収が遷延してきます。

吸収のばらつきによる低血糖・高血糖

　吸収の問題で血糖値が不安定になるときの特徴は、インスリンの血中への移行がばらつくわけですから、ある時点でインスリンが入りすぎて低血糖を起こした場合には、その後のインスリンは不足して高血糖を起こし、逆にある時点で吸収が遷延して高血糖を起こした場合には、遅れてインスリンの血中濃度が上昇し低血糖を起こすことです。一見、予想のつかない低血糖、高血糖であっても、できれば患者さんと一緒に、このインスリンの作用時間のずれで説明がつくかを考えてみましょう。対策としては、決まった時間の注射はできるだけ同じ部位に、硬結や脂肪肥大を避け、毎日少しずつずらして注射するようにすることです。

　また、インスリンの吸収は、多少はばらつくものであることを患者さんに理解してもらい、血糖値がばらつくのもそれなりの理由があってのことと説明し、決してインスリン治療に対する拒絶感や不安感をもたせないようにすることも重要です。

インスリンの作用阻害因子

　インスリン作用の阻害因子としては、おもにインスリン抗体とインスリン拮抗ホルモンがあります。

インスリン抗体

　インスリン抗体の保有率は、動物インスリンからヒトインスリン、アナログ製剤となるにつれて下がっていきます。しかし、軽度の陽性者を含めると、

インスリン治療患者さんの20〜40％くらいに認められます。そのなかでも臨床的に問題となるのは、抗体への結合率が高く、かつ抗体との親和性が不安定な場合で、おそらく数％くらいと思われます。結合率が高いと、抗体と結合したインスリンが高濃度に血中に存在します。親和性が不安定だと、注射したインスリンが抗体とすぐに結合して効果が阻害されたり、逆に抗体と離れた遊離インスリンが低血糖をひき起こしたりします。

　特徴としては、インスリンを注射しているのにその効果が十分みられず、おもに日中の高血糖と、逆に夜間から明け方の低血糖が周期的にみられることです。このような患者さんでは、一度インスリン抗体を測定し、場合によっては製剤の変更を考慮する必要があります。

インスリン拮抗ホルモン

　インスリン拮抗ホルモンに関しては、日内リズム（明け方の暁現象）、週内リズム（仕事日と休日）、月内リズム（女性の月経周期）、年内リズム（季節による変動）がありますが、いずれも周期性があるのが特徴で、この場合も患者さんと一緒に考えていくと、不安定な血糖値が、逆に患者さんの生活を映し出す鏡か日記のように見えてきて、療養指導が苦痛ではなく楽しくなってきますよ。

下手な調節は血糖値の変動をかえって大きくする

　インスリンの自己調節、スライディングスケールの指導について考えてみましょう。患者さんが自分の生活に合わせて投与インスリン量を自己調節するのは、本来のインスリン治療の理想的な形で、患者さんに可能な範囲の自己調節を指導するのは、インスリン治療患者さんの糖尿病療養指導の中核といえます。

　しかしインスリン量の調節は、医師もベテランスタッフも日々悩み、頭を痛めているところで、下手な調節はかえって血糖値の変動を大きくしてしまうこともあります。模範解答は出せないのですが、指導の基本的なポイントとDr. サトー流の一例を紹介しましょう。

第6章　インスリン療法指導時のピンチと悩み

手技をほめ理解度・負担度に注意し指導

基本的な指導のポイント

まず、基本的な指導のポイントとして以下があげられます。

1. SMBGの精度。
2. インスリン注射手技の精度、吸収の差。
3. 責任インスリンの考え方。
4. インスリン効果の個人差。
5. シックデイ対策。

1、2に関しては、通常の指導では、おもに手技に関する技術的な指導が中心です。ここで、あまり詳しく血糖マネジメントの理論や意義など説明してもかえって混乱するだけで、手技の習得がおろそかになったりします。この時点では、技術的なやりとりをしながらできた手技をほめ、むしろインスリン注射やSMBGの必要性に関しての理解度や、それを受け入れることに対しての精神的な負担度に気を配り、指導しましょう。

ここでのポイントは、「注射やSMBGの手技は、素人の患者さんが一度や二度習ったくらいでは必ずしも完璧にはできないので、今後も何回か指導して修正をする」という点と、「血糖コントロールがうまくいかない原因として、手技的な問題も結構多い」という点に、軽い感じでよいですからかならず触れておくことです。患者さんは必死にインスリン注射を受け入れ、痛い目をしてSMBGを練習しているのですから、いざ治療が始まって「これで血糖コントロールがよくなる」と思っていたのに必ずしも期待した効果が得られず、しかもその原因が注射やSMBGの手技のせいにされてしまうと、気持ちが削がれるか萎縮してしまいます。あくまでもこの時点での指導の目的は、前向きにインスリン注射とSMBGを受け入れてもらい、しかも手技的にも問題のないレベルの技術を気持ちよく習得してもらうことです。

「責任インスリン」を理解する

　次の指導のポイントは、責任インスリンの考え方です。以前にも触れましたが、一日のなかのある時間帯の血糖値は、その時間帯に作用しているインスリンによる影響を受けますので、そのインスリンをそのときの血糖の責任インスリンといいます。たとえば、超速効型インスリン各食前と持効型溶解インスリン就寝前の4回打ちの場合、昼前、夕前、就寝前の血糖は各食前のインスリン、朝食前血糖値は就寝前のインスリンが責任インスリンです。混合型インスリン朝夕1日2回打ちの場合は、昼前、夕前血糖は朝のインスリン、就寝前、朝前の血糖は夕前のインスリンが責任インスリンです。

責任インスリンと無責任インスリン!?

　これは、各インスリンの吸収動態と作用時間を考えれば当然なのですが、いざ、外来での治療が始まってしまうとこうはいかないのです。患者さんからすると、今からインスリンを打つというときには、どうしても直前に測った血糖値の影響を受け、引きずられてしまうのです。このような患者さんは、おそらく最初にインスリンを導入しSMBGを指導されたときに、とにかく「測ること」に重点を置かれた結果と思われます。さらには入院中に毎日血糖値を測定し、その血糖値に合わせてインスリン量を調節して変えている場合もあります。このときに患者さんが「測った血糖値でインスリン量を決めて打つもの」という刷り込みの知識をもつのも不思議ではありません。これでは責任インスリンどころか、まさに無責任インスリンの指導です。

血糖マネジメントに必要なステップとは

スライディングスケールのなかのステップ

　ほとんどの患者さんは、SMBGで血糖を測定したあとインスリンを打つ習慣がついていますので、インスリン量について、今測定した血糖値が高ければ増量を、低ければ減量を、どうしてもしたくなります。しかし、責任インスリンの考え方を理解すれば、インスリンを打つ前に測定した血糖値は、こ

れから打つインスリンの責任外の血糖値であることが理解できます。

　入院中のスライディングスケールでは、一見、測定した血糖値に応じたインスリン量を機械的に、一律に指示しているように見えますが、実はこの指示のなかには、血糖マネジメントに関する2つのステップが含まれています。

　入院中はどうしても早期に血糖をコントロールする必要があるために、患者さんやスタッフにはそのステップを説明せずに指示している場合が多く、患者さんだけでなく、スタッフであっても正確に理解していない人は少なくありません。困ったことに、なかには先輩医師の受け売りのスライディングスケールを、理解せずに勘違いしてそのまま指示している若手医師もよくみかけます。

アジャストメントと補正

　日常生活のなかでのインスリン投与量の決定には、まず基本となる一日のインスリン製剤の種類（組み合わせ）、必要量、投与時間を決めますが、これをインスリン治療の「アルゴリズム（algorithm）」といいます。そして、そのアルゴリズムに基づいて投与したインスリン量を、SMBGなどの結果から変更し調整することを「アジャストメント（adjustment）」と呼びます。

　さらに、1型糖尿病患者さんのように血糖値の変動の大きい患者さんで、より良好なコントロールを得ようとすれば、毎日の食事量、活動量に応じて、測定した血糖値を参考に、次に打つインスリン投与量を増減する必要がありますが、このステップを「補正」といいます。そして、いわゆるスライディングスケールという言葉には、このアジャストメント（調整）と補正の2つのステップが含まれています。

スライディングスケールでの「調整」「補正」

　たとえば、患者さんの生活や理解度に合わせて、まずアルゴリズムとして、1日4回（各食前に超速効型インスリン、就寝前に持効型溶解インスリン）とか、1日3回（各食前混合型インスリンや、朝昼食前に超速効型インスリン、夕食前に混合型インスリン）、1日2回（朝夕食前に混合型インスリン）のイ

ンスリン初期量を決めます。そしてアジャストメントして、過去、数日から
1週間の血糖値を参考に、おのおのの責任インスリンの投与量を1〜2単位の
範囲で調整していきます。

　大部分の2型糖尿病患者さんは、このステップで十分コントロール可能で、
補正のステップは、シックデイなどのように極端に血糖値が変動する特殊な
事情のないかぎり必要ありません。

　質問にある患者さんの血糖値の変動が大きくなっているのは、しなくても
よい、あるいはしてはいけない補正をしているためです。調整も補正も、英
語では明確に使い分けられていますが、日本語に翻訳すると言葉の意味の違
いはあまりなく、かえって混乱するだけですので、患者さんにはここでいう
アジャストメント（調整）のステップの内容だけを説明しておきましょう。

過去の記録を振り返ることが大切

　SMBGの指導に際しては、患者さんに「血糖値を測定したときには、かな
らず数日から1週間前の血糖値を眺める習慣をつけましょう」と伝えておく
ことがポイントです。その習慣をくり返すことで、皆さんには見えなくても
患者さん自身には次に打つインスリンの量が見えてきます。

　日常の生活でなにをどれだけ食べて、どれだけ動いているのかを知らない
スタッフが、想像と思い込みでインスリン量を決めるより、それを知ってい
る患者さんがインスリン量を決めるほうが血糖値の変動が少ないに決まって
います。主治医も療養指導をしているスタッフも、熱意のあまりついつい患
者さんに指示したい気持ちに駆られがちですが、ここは患者さんを信じて、
患者さんに任せる指導方法へアジャストメントしてみませんか？

それでも血糖変動があれば個人差チェック

　外来でのインスリン量の調節のポイントである、責任インスリンの考え方
の指導まではクリアしました。しかし、それでも血糖値が変動する患者さん
は少なくありません。そんなとき次に考えるべき原因は、インスリン効果の

個人差にあります。広い意味での個人差には、その患者さんのSMBGの機器の精度や測定手技、インスリン注射手技の巧拙、吸収の差も含まれますので、この時点でSMBG、インスリン注射手技の確認、インスリン吸収の原則の指導を行っておきましょう。

またこの時期に、手技の指導・確認を行いながらインスリン注射に対する感想や、SMBGに対する負担感なども聞き出しておくと、その後のSMBGの中断や虚偽申告の予防にも繋がります。同時に行っておくとよいでしょう。

インスリンの自己調整での医療スタッフの問題

さて、血糖測定、注射手技に問題がない患者さんの血糖変動に関しては、今度はわれわれ医療スタッフ側の問題が大きく、責任重大です。

患者さんにすれば、スタッフの指導を忠実に守り、手技も合格点が出ているわけですから、当然よい結果を期待しているわけです。そこで結果が伴わなければ、スタッフに不信感を抱くか、逆に自分を責めて滅入ってしまいます。大部分の患者さんは、大なり小なり「食事療法を守れていない」という負い目がどこかにあります。そのためコントロールがうまくいかないときには、どうしても医師やスタッフではなく自分を責めてしまいます。われわれ医療スタッフのほうも、うまくいかない原因を安易に患者さん側に転嫁しがちです。

しかし、われわれの指導を守っていながらコントロールが不安定な患者さんでは、スタッフ一同気を引き締めて、血糖値が変動している原因がどこにあるかを系統的に、医学的に探索していきましょう。

血糖変動原因の探索

まず基本として、1型糖尿病であっても2型糖尿病であっても内因性インスリンの分泌の残存の程度をチェックし、皮下注インスリンがどの程度血糖値に影響を与えているかを把握しておきます。つづいて160ページの表のステップで考えます。この確認項目を食事と投与インスリンの流れとして、つ

ねにインプットしておきましょう。ゆめゆめ、すべてを患者さんの過食・間食のせいにしないようにしてください。

A28 ②「木を見て森を見ず、血糖値を見て患者さんを見ず」とならぬように！

インスリン量増加の原因は？

外来でのインスリン治療で、次のような質問がありました。「1日4回の頻回注射で治療中の2型糖尿病患者さんで、HbA1cは6.0〜6.5％と良好なまま推移しているのですが、インスリン投与量が当初は20〜30単位だったのに、1年あまりで80単位まで増量しています。このあいだ、低血糖もなく、BMIも22kg/m^{2}くらいで体重増加もありません。どのようなことが考えられるでしょうか？」

質問をみた皆さんがまず考えるのは、「この患者さんの体内で、一体なにが起こっているのか？」「こんな患者さんがいるのか？」ということでしょう。

HbA1cの値が良好で、低血糖もあまり起こしていないのですから、コントロールがうまくいっているのは間違いないと思います。そして結果だけで判断すると、この患者さんは1年あまりのあいだで良好なコントロールを維持するためのインスリン量が次第に増加していき、それに応じたインスリン増量の指示が適切であったということになります。過食によるインスリン量の増加であれば体重増加を伴いますので、原因は過食ではないと思われます。

そのうえで、インスリン量増加の原因を単純に考えると、おそらくインスリン抵抗性が増大し、同じ血糖値を維持するためのインスリン量が増加したという結論になります。もちろん、投与したインスリンが手技的なことも含めて、確実に血中に吸収されているということをチェックしたうえでの話です。

インスリン抵抗性が増大するとき

　しかし、逆から考えてみましょう。通常、インスリン抵抗性が増大する場合には、肥満や内臓脂肪の蓄積、運動不足や筋肉の萎縮性疾患、インスリン拮抗ホルモンの増加が考えられます。このなかで、当初は20単位あまりのインスリンで効果がみられたのに、3～4倍ものインスリンが必要となるような強い抵抗性は肥満では考えにくく、事実、この患者さんでも体重は変化していません。

　筋ジストロフィーなどの筋萎縮性疾患や、クッシング症候群などのインスリン拮抗ホルモンの増加する疾患では、ときにはこの程度までのインスリン抵抗性は考えられるかもしれませんが、質問からはそれを思わせる兆候はみられません。そのほか、インスリン抗体が出現した場合にもインスリン投与量が次第に増加することがありますが、通常はここまで投与量が増えるとインスリン吸収が不安定となり、低血糖を起こす回数も増えます。このあたりの鑑別診断は、血中インスリン値やインスリン抗体を測定すれば可能です。

インスリン投与量の虚偽申告

見抜くのが難しいインスリン投与量の虚偽

　ただ、質問にあるような患者さんで、気をつけなければならない点が一つあります。それは虚偽の申告です。SMBGの場合には、虚偽の値を記入してくることはよく経験されますが、HbA1c値とのあいだに乖離があるのですぐに見破れます。ところが、インスリン投与量で虚偽の申告をされ、しかもコントロールが良好なときにはなかなか見抜くことができません。

　先日も、当クリニックに同様の患者さんが初診で来ました。紹介状には「超速効型インスリンを朝・昼・夕前に4・10・26単位、持効型溶解インスリンを就寝前に34単位注射し、HbA1cは6.1％」とありました。あまりにインスリン投与量が偏っていることを変に思い、よくよく聞いてみると、実は前にかかっていた医師に指示されたインスリン量を注射して低血糖を起こしたことがあり、それ以降は自分の判断で減量していたとのことです。

本来の患者さんの姿

　最初にそのことをいいそびれたら、その後、先生がSMBGの値を見ながら、次第に増量の指示をしていったので、前述のような指示になったとのことでした。「熱心な先生に心優しい患者さんがつくと、このような結果になるのか」と感心しつつ、自分も気をつけなければと自戒したところでした。

　まさに、これこそ「木をみて森をみず、血糖値をみて患者さんをみず」といった状態で、SMBGやHbA1cの値だけをみて診療していると、本当の患者さんの姿を見失ってしまうことになります。SMBGやHbA1cの値から読み取らなければいけないのは、「なぜ、このときに、この血糖値になったのか？」という、患者さんの日常の生活のなかでの姿であって、単にインスリン量が多いか、少ないかではないのです。

患者さんに嘘をつかせないために

　では、なぜコントロールが良好なのに患者さんは虚偽の申告をするのでしょうか？　大部分の患者さんは、強い低血糖を経験し恐怖感をもっているか、あるいは経験はないけれども漠然と低血糖を恐れている場合です。前述の初診の患者さんの場合、「大丈夫ですか？　このインスリン量で、低血糖は起こっていませんか？」という質問をすると、ホッとしていろいろと話しはじめてくれました。ときには、このような問いかけが重要です。「コントロールが良好な患者さんなので」と、油断して安心していませんか？　実は、患者さんに「安心させられている」のかもしれませんよ。

Q29 糖尿病療養指導に看護師としてかかわり、最近では後輩を指導する立場になりました。ほかの施設の情報が少ないこともありますが、なにか指導法のよいテキストやアドバイスはありますか？

A29 ①テキスト以上に教えてくれるのは「患者さん」である！

医療とは流動性のあるもの

　「よいテキストはありませんか？」というのは、いかにも現代風の質問ですね。おそらく、今までも多くの本を読んで勉強してきたことと思います。しかし、自分の経験で得た知識だけで指導をするのはよくありませんが、テキストに頼りすぎることも、必ずしもよい結果をもたらすとはいえません。これは若い医師にもいえることですが、今現在行われている医療というのは、必ずしも完成された普遍的な技術・知識ばかりではありません。「未完成で流動的なものである」ことを、まず理解しておくことが重要です。

　たとえば、日本人の糖尿病というのはもともと肥満の関与が小さく、インスリン分泌が遺伝的に弱いタイプが多かったのですが、最近激増している糖尿病患者さんのなかには、運動不足・脂肪の摂取過剰からくる肥満が大きく関与している人が増えてきています。また、同じ運動不足・脂肪の摂取過剰でも、欧米人と日本人では遺伝的な要因の差から受ける影響は大きく異なりますし、生活習慣・社会生活の背景・宗教的にも異なります。さらに同じ日本人でも、北海道と沖縄県では日常の生活スタイルは大きく異なっていますので、同じ療養指導を同じように行っても、必ずしも同じ結果（アウトカム）が得られるとはかぎらないわけです。

時代とところが変われば方法も変わる？

　よく、医師教育の場で「教科書に書かれているのは、昨日までの知識であるが、目の前の患者さんは明日からの新しい知識を提供してくれる」といいます。これは非常に大事なことで、「まず、ある程度の基礎知識を勉強したら、その後は患者さんから学ぶ」という姿勢をもつことが、糖尿病療養指導

士として成長する大きなポイントです。

　逆にいうと、糖尿病療養指導の勉強をするときには、知識を丸覚えするのではなく「患者さんからいかに知識を得るか」という方法を勉強することが大事なのです。つまり、皆さんが担当する患者さんは、今までのどのテキストにも載っていない、まったく新しいタイプの患者さんかもしれないという気持ちをもつことです。

一定の水準を保つことも大切

　とはいっても、皆さんが担当する目の前の患者さんと、一例一例向き合って指導を行い、結果（アウトカム）が得られたときに、はたしてその指導法が一定の基準に達しているのかを判断するためには、やはりある一定の物差しが必要です。これは非常に重要なポイントですが、実は糖尿病に関するこのような基準の作成は、日本では非常に遅れていました。私自身、日本の糖尿病の臨床現場で行われている個々の療養指導は、世界的にみてもかなり高いレベルにあると思っていますが、実はそのことを証明する明確な基準をもっていなかったというのが実情です。

　日本の医療では、現場での医師の裁量を重視し、ほかの施設と比較をしたり、その質を評価したりするということを怠ってきた土壌があります。「ところ変われば品変わる」ではないですが、施設によってやり方が異なっていても不自然ではなく、むしろ当然のように受け止められていたわけです。

糖尿病診療の質評価を

　保険制度の違いも大きいのですが、アメリカでは保険料の支払いの観点からも、医療の質に関しての評価が非常に厳格に行われています。日本でもがん領域や外科系疾患では、すでに5年生存率などの手術成績や在院日数、周術期合併症などのアウトカムを集計し、比較、評価することが当たり前になってきました。一方、糖尿病などの慢性疾患の領域では、アウトカムがすぐには出ないこともあり、診療の質評価に一定の基準はありませんでした。

　適正に診療の評価をしていくためには、医療の質を測定するために用いる

「スタンダード」と標準的な治療を支援するための「ガイドライン」を整備していく必要があります。ガイドラインに関しては、日本糖尿病学会でもEBMに基づいてすでに整備しています。今後はスタンダードが整備され、日常の臨床の現場で行われている指導に対してある一定の評価をすることが可能になると思います。

これは、糖尿病専門医、糖尿病療養指導士にとっては一つのチャンスであり、自分たちの力量を測り、さらにスキルアップする目安にもなります。

求められるのは患者さんのための質評価

そこで求められる質というのは、療養指導の有効性・安全性・適時性・効率性・公正性ですが、これは、保険診療のためではなく、あくまでも患者志向でないと意味がありません。患者さんのために、適正な糖尿病診療の質評価が行われ、その結果がまた患者さんにフィードバックされるのです。そのときには、質問にあったような悩みはかなり解消されているかもしれません。

ただ、そのようなガイドラインやスタンダードができても、目の前の患者さんの指導には日々悩むことは決してなくならないと思います。皆さんがつねに成長し、つねに目の前の患者さんから学ぶ糖尿病療養指導士であるかぎりはつづくことでしょう。

A29 ②自分自身や患者さんを励まし、応援するためのエールをつくるべし！

Dr. サトーから後輩に贈るエール

最近は糖尿病療養指導についてわかりやすくまとめられたテキストも多く、スムーズに指導できるスタッフも増えています。しかし療養指導の奥は深いので、順調に仕事をこなしているつもりでも、「困った、こんな患者さんはは

じめてだ！」「おかしいなあ？ 今までは、このやり方でうまくいっていたの
に？」「かなりよい線はいっているのに、もう一息がうまくいかないなあ？」
など、悩みの種となる患者さんが明日にでも現れるかもしれません。

そこで最後に、困ったときや悩んだときに自分を奮い立たせ、励ますため
に思い出してもらいたい言葉を、Dr. サトーから皆さんへいくつかエールと
して送ります。

これらは、私が今まで仕事に行き詰まったときや身動きがとれない膠着状
態に陥ったときに口のなかで唱えてきた言葉で、本来の言葉のもつ意味合い
とは異なった私流の解釈が入っています。故事・ことわざ、四字熟語、先輩
の口癖、なかには電車の吊り広告のキャッチコピーにも心を救う言葉が隠れ
ています。

新人の糖尿病スタッフへ

まず、最近療養指導に携わりはじめた読者に、この言葉を贈ります。

**「教科書からは昨日までの知識しか学べない。しかし、目の前
の患者さんからは、明日からの多くの知識を学ぶことができ
る」**

東京大学の内科学の権威である沖中重雄教授が引用したことでよく知られ
ている言葉です。学生時代からテキストで暗記中心の勉強ばかりしていると、
ついついその知識を目の前の患者さんに当てはめようとしてしまいます。し
かし、目の前の患者さんにはつねに未知の部分があり、医師としてそれを探
求する、観察力、研究心を保ちつづけることの必要性を説いたものです。

当然、糖尿病療養指導士にも通じるところがあり、つねに目の前の患者さ
んから学ぶ姿勢を忘れないことが必要です。もちろん、教科書の知識をもっ
ていないと未知の部分がわかりませんので、まず教科書の知識をもっている
というのは大前提であるため、すべてを患者さんから学ぼうとして教科書を
捨ててしまわないようにしてください。

「たかが、されど」

出典は不詳ですが、私の先輩が口癖のようにいっていた言葉です。Dr. サトー流に「ときにはつまらないように思える簡単な仕事であっても、それをきっちりとこなすことでかならず得るものがある」と解釈しています。どのような仕事でも全力で取り組むことが必要で、そうすることが自分自身の成長に繋がります。糖尿病の療養指導に関係ないように思える仕事も同様です。まず、全力で取り組んでください。

中堅・ベテランの糖尿病スタッフへ

次に、ある程度、糖尿病の療養指導の経験を積んだ読者への言葉です。

「いいパスは、走りつづける人のところに飛んでくる」

人材派遣会社（リクルートエージェント）の電車内のつり広告のキャッチコピーです。私が学生時代にサッカーをやっていたためか、グッと心が惹かれました。「継続は力なり」という言葉にも繋がるかもしれませんが、一生懸命仕事をしていてもすぐに成果が出ずに、めげそうになったときに思い出してみてください。

「人間万事塞翁が馬」

もともとは、人間（正確には「人間」は「ジンカン」と読み、世の中という意）の出来事、幸福・不幸は先が読めないところが多く、結果として予想とは反したことが起こりうることを戒めた故事成語です。

大事なところは、周りから幸福といわれたときに不幸を予測し、不幸といわれたときに幸福を期待している点です。私はこれを「ピンチはチャンス、チャンスはピンチ」と意訳して、『糖尿病ケア』誌の連載タイトルとしていました。これは、ある程度、臨床で経験を積んだ糖尿病療養指導士には、ぜひ肝に銘じておいてほしい言葉です。

「大事なことを正しく考えれば惑わされない、迷わない」

哲学を、一般向けにわかりやすく説いていた哲学者の池田晶子氏は、46歳の若さでがんで亡くなりました。この言葉は池田氏の著書『人生のほんとう』

（トランスビュー）の表紙（帯）に出ていた言葉です。

　私は哲学を学んだこともないし、哲学に関して真剣に考えたこともありませんが、なぜかこの言葉が深く心に残ってしまいました。この言葉を、自分自身に語りかけるとともに、現場でがんばっている多くの療養指導のスタッフに、さらにそのスタッフの前で日夜苦悩している多くの患者さんに贈りたいと思います。

「言葉」のもつ大きな力

　今回のエールは、必ずしも皆さんの参考になるとはかぎりません。でも、悩んで行き詰まったときには、非常にシンプルな言葉が壁を打ち破る大きな力を発揮することがあるのです。ときにはなんの意味もない「おまじない」に近い言葉でも、自分の能力を最大限に引き出す場合もあります。私の場合、子どものころに「チチンプイプイ」と唱えると熱いお風呂にも入れたし、「痛いの痛いの飛んでいけ」と唱えると子どもが泣きやんだ経験があります。

　言葉がその言葉のもつ意味以上の威力を発揮する場面を、皆さんも経験しているはずです。皆さんも、自分で自分を鼓舞するエールをつくってみてください。そして同時に、糖尿病の療養で悩む多くの患者さんにとっても、このようなエールは必要です。皆さんの言葉が、患者さんにとって、糖尿病の療養における心の励みになるエールとなることを願っています。

第**6**章 インスリン療法指導時のピンチと悩み

応用編　第**7**章

Dr.サトーの
最近の
ピンチと悩み

前章までで、過去の連載分の再掲はすべて終了しました。10〜15年前の文章ともなると、さすがに時代遅れの部分が多々あるのは否めませんが、そこは温故知新の心得で温故の一つに加えてもらい、今に活かせるものをみつけてもらえればうれしく思います。

この章では、連載終了後に Dr. サトー自身が抱えている、最近のピンチと悩みについて述べます。回答は5年先、10年先に本書の読者の皆さんに見つけてもらえることを願っています。

> **Q30** 高齢者糖尿病医療の現状とこれからはどうなるのでしょうか？ そして、高齢者の多様化にどう対応すればよいのでしょうか？

高齢者糖尿病診療のガイドライン

10年前は、高齢糖尿病患者さんに関するあきらかな科学的根拠に乏しく、専門医のコンセンサスが中心でしたが、現在は多くのエビデンスが集積され、2017年には日本老年医学会・日本糖尿病学会合同の『高齢者糖尿病診療ガイドライン2017』が作成され、2018年には『高齢者糖尿病治療ガイド2018』が刊行されました。基本的には日本糖尿病学会編・著の『糖尿病治療ガイド』の内容を踏襲していますが、とくに高齢の糖尿病患者さんの特徴、治療上の注意点に関しては、かなり具体的に、しかもエビデンスに基づいた記述になっています。

皆さんの実際の臨床現場ではあまり大きな差異を感じないかもしれませんが、以前の「専門医のコンセンサス」という名の曖昧模糊な治療が、かなり可視化され、より精度の高い共通の地図ができあがったと考えてください。内容的には、エビデンスレベル3〜4のものも多く、海外のデータの引用も多いので、今後も改訂は重ねられると思います。

そこで質問ですが、皆さんは改訂のたびに新しいガイドラインを購入し、それを覚えることに終始するのでしょうか？ ガイドラインに合わせて指導するだけではなく、皆さんが経験し悩んだ一例一例の患者さんのことが、新しいガイドラインの地図上に書き込まれ、その悩みを反映してほしいとは思いませんか？

EBMの原点、現場からのエビデンス

症例の積み重ねが重要

もちろん、ガイドラインは専門の医師が検討に検討を重ね作成されていますので、骨格が大きく変わることは当然ありませんし、変える必要もありません。また、私も大部分の読者の皆さんも、ガイドラインに引用され、掲載されるようなインパクトのある研究などできないのも事実です。ただ、ガイドラインの骨格の大部分を占めているのは信頼度の高い臨床研究の論文で、論文で公表されていない臨床現場の個々の事象に関して、必ずしもすべてが網羅されているわけではないことは、皆さんも実感しているのではないでしょうか？

私の悩みの一つは、今の臨床現場の若いスタッフが（医師も含めて）、教本・テキストを勉強しすぎて、その内容を疑うことなく目の前の患者さんにはめ込もうと躍起になっている姿をよく見かけることです。もともとEBMを提唱したSackettらは「EBMは決してランダム化された臨床試験やメタアナリシスに限定されるものではない」と述べており、暗に一例一例の症例の積み重ねの重要性も述べています。

エビデンス評価が低くても有用な事実がある

高齢者糖尿病のガイドラインでも、レベル1～4にレベル1＋の5段階でエビデンスを評価していますが、少数例の症例検討もレベル4として入っています。当然多数例の研究・検討に比べて低い評価ですが、そのなかにはそこにしか示されていない有用な事実が含まれています。さて、皆さんが実際に現場で遭遇した患者さんは、そのなかにすべて入っているでしょうか？ 似て

第7章 Dr.サトーの最近のピンチと悩み

はいるけれど、いくつかの相違点があるのではないですか？

　ガイドラインには細部まで具体的には書かれていないので、どうしてもうまくいかない患者さんに遭遇するというピンチに陥ると、悩んでしまいます。悩んでいるスタッフならまだよいのですが、忙しい仕事のなかで悩む間もなく、黙々と患者さんに流れ作業のように接してしまいがちのスタッフも、結構多いのではないでしょうか？「うまくいけばよし。うまくいかなければ、ガイドラインか患者さんのいずれかが問題だ！」といって、疑問をもちつつも日々疲れ果ててしまっているスタッフを、よく見かけます。

患者さんから得られる情報はすべて事実

　ガイドラインはあくまでも進むべき方向を示した道標で、どのように進むかは皆さんに委ねられています。ガイドラインを念頭に置きながら、「この目の前の患者さんは現実に実在し、その患者さんから得られる情報はすべて事実である」という事実（The fact is the fact.）を忘れないことは非常に重要です。その事実が、ほかの多くの患者さんにも当てはまるのか、ほかの一部の患者さんにしか当てはまらないのか、その患者さんに特有なのかは、その時点ではわかりません。レベルの高いエビデンスは、多くの患者さんで起こりうる事象について、高い精度（確率）で情報を提供してくれます。しかし、皆さんの目の前の人が「その確率のなかに収まるのか、外れるのか」に関しての判断は、診療現場のスタッフの技能にかかっているのです。

RCTの問題点と落とし穴

さまざま報告によって生まれた医療変革

　1980年代の後半から、糖尿病の領域にかぎらず、医療のさまざまな分野で大規模な臨床試験が公表されました。後ろ向き、あるいは前向きコホート研究、前後比較試験、非ランダム化・ランダム化のコントロール試験（randomized control trial；RCT）、さらにはそれらのRCTのメタアナリシス（複数のRCTの論文を統合して解析）の報告が相次ぎ、多くの質の高いエビデンスが提供されてきました。それまでの、臨床現場できめ細かに症例を診察し、そ

の情報をもとに科学的に解析し裏づけていくという観察医学に統計学的な解析手法が流入されたことで、大きな変革がもたらされました。

　この観察研究からの解析と統計学的な解析は、決して相反するものではなく、むしろ従来のかぎられた対象から得られた、かぎられた診療の情報を、より多くのデータの統計学的な処理で実証し裏づけることで、より多くの患者さんに適応できるようにしたものも数多くあります。

RCTでは解析できない事象の存在

　しかし一方では、実臨床の場でRCTでは解析できないような事象が数多くあるのも事実で、そのような事象では、現在でも経験論的な観察研究の積み重ねで日常の診療が行われているのが実情です。つまり、RCTなどの比較対照試験は、比較研究できる事象にかぎられており、臨床現場での局面、局面で当てはまるさまざまな悩みのすべて対応しているわけではありません。また、そこから得られる結果は、集団の大多数に当てはまる確率の高い（質の高い）、大筋の結果（大局観）を示すもので、必ずしも真実（事実）ではなく、真実（事実）である確率を示しているだけというのが問題点の一つです。

　しかし、「そうだ。統計学手法では、確率でしか目の前の患者さんを見ることができないので、これまでどおり自分の知識と経験を活かした診療や指導をしていこう！」なんて、とんでもない勘違いをしないでください。そんなことをすると、科学的どころかエビデンスすらない、独りよがりの独断と偏見の医療になってしまいます。

現場の医師とスタッフでのエビデンスづくり

　今回、作成された『高齢者糖尿病診療ガイドライン』にしろ、従来の『糖尿病診療ガイドライン』にしろ、まだまだ完成品ではなく、今後も次々に発表されるエビデンスによって、書き換えられていきます。そのときに、漫然と新しいガイドラインに買い替えるだけではなく、現場の医師を含めたスタッフで「このガイドラインのここが問題では？」「この患者さんは、本当にガイドラインの推奨に従ってよいのだろうか？」「この患者さんでは、まさにガ

183

イドラインの示すような対象だ」などなど、話し合ってみてはどうでしょうか？ もちろん、ガイドラインを非難するのではありません。それを使いこなす現場のスタッフの、Sackett らのいうところの「専門的技能」を磨くために話し合うのです。

とくに高齢者では、単なる糖尿病の専門性だけではなく、加齢・老年医学、さらには通常の糖尿病診療で必要な循環器・整形外科領域での高齢者の特殊性に対応する技能も必要になってきます。とても一人のスタッフで習得できる技能ではなく、チームとしての力を高めていく必要があります。その「技能を磨く」「チームをつくる」過程は、単に私たちの経験値を上げるだけではなく、そのなかには新しいエビデンスに寄与する新しい事実が数多く含まれているはずです。

科学に職種は関係ない

「私たちにエビデンスづくりなんてとんでもない！」と考えていませんか？ 科学的根拠の作成には、当然ですが職種はまったく関係ありません。欧米の「エンパワメントアプローチ」の開発には、看護師が中心になって貢献していますし、食事療法、薬物療法、運動療法、メンタルな治療などに関して、医師とともに、あるいは医師以上にさまざまな職種が中心となって貢献しています。

高齢者では、食事療法の個別性は通常の糖尿病患者さん以上に求められますし、薬物療法もポリファーマシー（多剤併用の患者さんで、薬剤による有害事象が起こっている状態）も含め、一例一例での薬物療法の評価が予後を大きく左右します。また、運動療法もサルコペニア、フレイルに関しては理学療法士などほかの職種との連携が必須で、ますます重要になってきています。認知症、メンタルな対応にしても、臨床心理士やソーシャルワーカーをチームに引き入れて、家族・地域を巻き込んだ医療が必要です。

日本は世界でも類をみない速さで超高齢社会に突き進んでおり、高齢者医療に関しては、日本が世界の先陣を切ってエビデンスを構築することが求め

られています。

統計学的エビデンスの問題点と落とし穴

典型的な統計学的解析の手法

　典型的な統計学的な解析の手法としては、まず証明しようとする仮説を想定します。

　次に、仮説の証明のためにすべての対象者で試すわけにはいきませんので、一部の対象者を選択して抽出し、群分けします。そして各群に仮説に応じたなんらかの介入をすることで得られた結果を、すべての対象者にあてはまるかどうかを統計的（確率的）に解析して、介入の影響を評価します。このときにできるだけ個人の主観を排除し、客観性を高め、また偶然の混入の影響を排除します。具体的には、対象者数を多くして少数の偶然の混入による誤差を少なくし、母集団（すべての対象者）を代表するように、偏りなく対象者を選択し、偏りなく群分け（無作為化；ランダム化）をします。さらには、対象者に直面する人とは別の人が解析する方法（Blind方式；盲検方式）なども駆使して、最大限個人の偏見や先入観に左右されない結果を導き出しています。この偏りのない選択をする作業を、バイアスをなくす（あるいは減らす）作業といいます。

見えるバイアス、見えないバイアス

完全にはなくせないバイアスの存在

　統計学的な解析手法の問題点としては、どうしても防ぎきれないバイアスが残ってしまうことと、個人の偏見・主観ができるだけ排除されているために、逆にそこに潜んでいる小さな事実（あるいはまれな事実）が隠されてしまうことがあるということです。あくまでも、得られる結論は確率としての数字であって、しかもその確率は対象者の群としての確率で、必ずしも群のなかの個々の患者さんに当てはまる数字ではないということです。

　また、完全にはなくせないバイアスとしては、群分けのランダム化（無作

為化）の作業でも、両群に差がないように振り分ける項目は、通常はその結果に大きく影響する可能性のある項目をリストアップして行われます。年齢・性別・罹病年数などの基本項目から、合併症や治療法、患者さんの状態、さらには社会的環境など、設定した仮説に応じて患者さんで想定できる影響因子を考えますが、あまりに細部の項目まで群分けしようとすると、対象患者数が莫大になってしまいます。さらに、項目数が多いほど各項目がお互いに影響し合う可能性が高くなるので、統計学的な解析がより複雑になっていきます。

　ですから、登録の最初の段階でどこかで線を引き、この結果に影響を与える可能性の低いであろう因子は群分けから外されています。もちろん、結果に影響を与える未知の影響因子に関しては、両群に均等に振り分けられているかどうかさえわかりません。つまり、まったく差のない2群をつくることは困難で、「ある一定のかぎられた条件に関して差のない2群での検討」ということになります。高齢者糖尿病患者さんでは、従来の糖尿病患者さんの影響因子以外の項目が数多く存在し、多様であることが、今までエビデンスが構築されにくかった一因です。

出版バイアス（公表バイアス）とは

　さらに、RCTなどで得られた結果にもいくつかのバイアスは存在します。その一つがpublication bias（出版バイアス、あるいは公表バイアス）といって、否定的な結果が出た研究は、肯定的な結果が出た研究に比べて公表されにくいというバイアスです。これは、仮説に対して肯定的な結果が出ないときには論文として投稿しない、あるいは投稿しても新しい事実がないと、論文として採択されにくいというバイアスです。結果的には、そのようなデータはわれわれの前には示されず、日の目を見ないまま埋もれてしまっています。このような埋もれたデータは「引き出し（file drawer）のなかのデータ」というそうですが、その後再利用されるか、それともそのまま捨てられるかは持ち主次第でした。

　もちろん、企業が利益のために意図的にデータを隠蔽したり、削除したり

するバイアスは論外ですが、このような意図的なバイアスも残念ながらつい最近まで行われていました。その反省から、2005年には世界保健機関（WHO）による国際的な臨床試験の事前の登録制度が設立され、その結果、登録された臨床研究のデータは、未公表の部分も含めてかなりオープン化されるようになりました。それでも、一度ある論文が出版されてしまうと、その結論に準じた論文が肯定論文として次々に増えていき、反対の結果や意見の論文やデータは、ますます引き出しのなかに埋もれていきます。

ネガティブデータも臨床研究から得られたデータ

　ここで重要なのは、引き出しのなかのデータは結果としてネガティブデータ（仮説に対して否定的なデータ）であっても、まぎれもなく臨床研究から得られた実在するデータであるということです。最近の国政選挙のたびに、小選挙区制の一つの弊害としてよく取りざたされている問題として、「選挙で負けた人に投票した人々の意見が反映されにくい」というものがあります。民主主義の基本原則は、少数意見の尊重を大前提とした多数決ですが、実際にはその「少数意見の尊重」がうまく機能していないことも多いようです。しかし科学の分野には、賛成も反対も多数決もありません。少数の意見であっても事実は事実として受け止めることが必要ですし、予想に反したネガティブデータも、たとえ引き出しにしまわれていても「ネガティブな結果」という事実のデータであって、決してゼロではないのです。

　バイアスを見抜くことは私たちの能力ではできません。しかし、目の前の患者さんをきめ細かく観察し、一例一例の正確なデータを集積し、公表あるいは引き出しにしまうことは、私たちにしかできません。

引き出しのなかのデータ（file drawer data）

一例一例のデータが集積・活用される時代

　では、私たちにできるエビデンスづくりとはどんなものでしょうか？「臨床の現場からのエビデンスづくりを」といったのは、なにも難しい勉強をして、患者数を集めての介入試験や比較試験を積極的にやるように勧めている

わけでも、そそのかしているわけでもありません。近い将来にはインターネットなどを通じてデータを一例一例拾い集め、信頼性の高い新しい事実や、新しい治療法に結びつくような研究が広がっていくはずです。すでに、糖尿病の専門医によるJDDM、日本糖尿病学会が中心になったJ-DREAMS、日本医師会が中心になったJ-DOMEというプロジェクトで動いており、コンピュータによる患者登録、データベース化が進んでいます。

　もう今や、できあがって印刷されたテキストを覚え、勉強するだけの時代ではありません。リアルタイムにデータを収集して活用し、さらに、われわれもデータづくりに参画して、そのデータをさらに集積して活用する時代です。そのときには、皆さんの前の一例一例の特徴が無駄にならずにきっと活かされますし、また活かされなければいけません。

臨床現場の最前線にいる私たちの義務

　私が同じ医局の後輩に医局を選んだ理由を聞いたとき、「学生時代の担当教官に患者さんから聴取した問診をみせたとき『これだけしか聞いていないのか？ これでは患者さんに失礼だとは思わないのか？ 患者さんにはもっと伝えたいことがあるはずだ』といわれ、この医局を選びました」と答えていました。私自身も、新人時代に指導医から学会での症例報告を指示されたとき、「学会報告は自分の勉強のためでも、よい格好をするためでもなく、その症例を受けもたせてもらった医師の義務だと考えてください」といわれました。

　そこに共通していえることは、「臨床現場の最前線にいる私たちは、患者さんの声をできるだけ拾い上げ、それをチームや多くの人に提示して共有し、さらにそこから得られたよりよい医療を患者さんに返すのが義務」だと思っています。患者さんから得られた知識は、ほかのスタッフや他施設のスタッフにも有用なものがたくさんあり、決して皆さんだけのものと思って、引き出しにしまい込んだままにはしないでください。これからの多様化する高齢者医療に対応するためには、皆さんの引き出しのなかの経験も絶対に必要になってきます。

　ただし、ネット上には玉石混交の情報が山のように溢れていますので、皆

さんは目の前の患者さんをきめ細かく観察し、一例一例が石っころではなく、キラッと光る玉になるように、入念に磨いておいてください。それが、私の思う、臨床現場からのエビデンスづくりです。

Q31 新薬が次々に登場し、欧米でも日本でもガイドラインが毎年のように改められています。基本は変わっていないはずなのに、現場でどう受け止められていくか心配です。

糖尿病治療における薬物療法

昨今の薬物療法の進歩

　ここ10年の薬物療法の進歩は目を見張るものがあります。それまでとはまったく異なった作用機序での血糖降下薬、注射薬が開発され、糖尿病の薬物療法は一気に多様化しました。その背景には、糖尿病患者さんのインスリン抵抗性、インスリン分泌不全という病態の解明が進んだことがあり、単に血糖値を下げる薬物療法から、各患者さんの病態に応じた薬物療法へと方向性がシフトした結果でもありました。

　同時期にはインスリンアナログ製剤も登場し、ペン型注入器などのインスリンデバイスの開発、SMBG機器の改良などとも相まって、インスリン療法の煩雑さがかなり軽減され、受け入れやすくなっています。それまでは、2型糖尿病患者さんでは経口薬の効果が十分でない場合の最後の選択枝であったインスリン治療が、より早期から、より広く行われるようになり、その内容も多様化してきました。

求められるよりよい血糖コントロール

　これらの薬剤の登場で、患者さんの血糖コントロールはかなり改善はしたものの、それでも必ずしも十分とはいえず、さらなる薬剤の開発が望まれていました。その背景には、1980年代半ばに血糖コントロールの指標として

第**7**章
Dr.サトーの最近のピンチと悩み

HbA1c（当初はHbA1）が登場し、日常診療の場でも一般化してきたことと、さらにはそのHbA1cを指標として用いた血糖コントロールと糖尿病合併症との関連を検討した大規模なRCTの結果が、1990年代前半に相次いで発表されたことがあります。

1型糖尿病患者さんでのDCCT、2型糖尿病患者さんでのUKPDSのいずれの報告でも、HbA1cの低い群で糖尿病細小血管症が減少するという結果でした。UKPDSの内容は、そのままでは日本人には必ずしもそぐわないと個人的には考えていましたが、同時期に日本人の2型糖尿病患者さんを対象としたKumamoto Studyの結果が発表され、症例数は少ないものの1型糖尿病のDCCTとほぼ同様に、血糖コントロールのよい群での細小血管症の頻度の低下が明確に示されました。この3つのRCTによってどれくらい悪ければどの程度合併症が進行し、どれくらいよくすればどの程度防げるかが、具体的な数字として目の前に突きつけられたわけです。

血糖コントロールの質も良好にするために

一部の臨床現場では、「合併症の進行に血糖コントロールは大きく関与しているものの、必ずしもそれだけではなく、個人差の要素も結構あるのでは？」という漠然とした意見もありましたが、当時その科学的（？）根拠は乏しく、まずは根拠が明確に示されたHbA1cを指標としての血糖コントロールを改善することが、最優先されました。その結果、3つのRCTで設定された強化療法のHbA1c値が、科学的根拠のある明確な目標値として掲げられ、その目標値達成のためにインスリンを含めた複数の薬剤の併用療法が一気に広がっていきました。

さらに、薬物療法の成否には残存する内因性インスリン量が大きく関与していること、糖毒性として高血糖がインスリン分泌を抑制し、インスリン抵抗性を増大させることなども示されてきたことから、膵臓のβ細胞庇護の薬物療法、早期からの薬物療法による糖毒性の解除も一般化してきました。また、HbA1cだけではなく食後血糖の急激な上昇に伴う血糖値スパイク、一日の血糖変動幅によるスパイクが血管内皮に障害を与え、結果として糖尿病患

者さんの大血管症に関与することがわかってきたのもこのころです。つまり、単にHbA1cの値だけでなく、血糖変動幅の小さい、質のよいHbA1cの改善が求められていきました。

数字の一人歩きと金科玉条

3つのRCTの特徴

これら3つのRCTはいずれも1980年代に開始されており、2型糖尿病で使用された薬物はSU薬にビグアナイド薬、それにインスリンとかぎられたものでした。1型糖尿病のDCCTでもインスリンアナログ製剤登場前で、中間型（あるいは混合型）インスリン1〜2回の従来療法と、速効型インスリンと中間型（あるいは遅効型）インスリンとの頻回注射である強化療法群との比較でした。このときの研究で採択されたSMBG、さらには強化療法群の一部で行われたCSIIは、その有用性が示されたことにより、論文発表直後から世界中に広まるきっかけとなりました。

ただ、忘れてならないのは、このときのRCTの大きな特徴は、いずれの研究でも強化療法群では薬物療法以外に食事療法、運動療法でも強く介入し、多くの看護師や管理栄養士がかかわったことです。ですから、このときに強化療法で得られた大きな成果は、薬物療法を含めた生活習慣への介入による成果で、その成果の目安の一つとしてHbA1cが用いられたということです。

クローズアップされたHbA1c

体重や脂質異常などの指標も、合併症の進展因子としては非常に重要でしたが、これらはどちらかというと糖尿病の大血管症に強く関与しており、残念ながら当時の発表では大血管症の発症では両群であまり大きな差が認められなかったことから、結局は数字として理解しやすいHbA1c値だけがクローズアップされました。

その後、DCCT、UKPDSの約10年後のフォローアップ解析の発表で、研究期間中のHbA1c値の改善がそのあとの血糖コントロール状態が従来療法と強化療法の両群で差がないにもかかわらず、大血管症の発症を抑制している

ことが改めて示されました。この効果はそれぞれmetabolic memory、legacy effectとして高く評価され、早期の強化療法による介入での血糖コントロールの重要性だけが強調されていますが、個人的には強化療法群での食事療法・運動療法の介入による総合的な効果の影響も多大にあったと考えています。

HbA1cの改善が最優先される現状

とはいえ、糖尿病専門医のあいだでは体重や血圧、脂質異常などのコントロールの重要性も認識されてはいましたが、一般の実臨床の場ではHbA1c値の目標値だけが独り歩きし、その改善が金科玉条のように最優先されていきました。その結果、1990年代後半からは、新薬の登場もあいまって経口薬の併用、さらにはインスリン療法との併用患者さんが一気に増えていったきらいがあります。まるで、「HbA1c＝受験生の偏差値」のように患者さんが評価され、診察場では毎回毎回、少しでも偏差値を上げる（HbA1c値を下げる）ことに終始する光景がくり返されるようになったように思います。

糖尿病治療の指標と目標と目的

私自身も種々の薬剤を駆使し、毎回毎回の診察で患者さんのHbA1cを下げることに躍起になっていた時代でもありました。しかしその一方で、「種々の薬剤の登場で本来の糖尿病治療の目的がかえって置き去りにされていかないか」という危惧も感じていました。

糖尿病治療の目標は「健康な人と変わらないQOLの維持と寿命の確保」であり、そのための「合併症の発症、進展の阻止」であり、そのための「血糖、体重、血圧、血清脂質の良好なコントロールの維持」です。HbA1c値はそのなかの血糖コントロールの指標の一つです。われわれに託されているのは、その一つの指標を改善させることだけではないはずです。大切なのは、その患者さんにとっての糖尿病治療の本来の目的を探り、その目的達成のために寄り添っていくことです。治療ガイドに示されている「糖尿病治療の目標」は、その目的達成のために必要な通過目標にしかすぎません。

この目的も知らずに、ただHbA1c値だけで一律に患者さんを評価すること

はできないはずです。また、この目的を問診や傾聴によって探る作業をせずに薬物療法を開始し、増減ばかりしていても、医療者側にとっても患者さんにとっても、退屈でつらい診察になるはずです。

薬物療法のパラダイムシフト

短期間で多くの新薬登場

2009年、2014年には、2型糖尿病患者さんにとってはまさに「薬物療法のパラダイムシフト」ともいうべき新薬が登場しました。しかも、DPP-4阻害薬は7種類、GLP-1受容体作動薬は3種類、SGLT2阻害薬は6種類が、それぞれほぼ1年以内に次々と市場に登場するという、過去に経験のない登場の仕方でした。

これらの薬剤に共通しているところとして、単独では低血糖を起こしにくいこと、用量調節がほとんどいらないこと、体重増加がなく逆に体重減少が期待されることです。その結果、糖尿病専門医以外の医師のあいだにも一気に広まっていき、欧米でも日本でも、薬剤のシェアが短期間で大きく塗り替えられました。

Dr. サトーのピンチは、あまりに短期間に同系統の薬剤が次々と登場したため、専門医としてははなはだ恥ずかしいのですが、個々の薬剤の特性がいまだ十分につかみ切れていないことです。そして悩みは、HbA1c値の改善がそれまでに比して安易に得られることから、前述の本来の糖尿病治療の目的が、よりいっそう置き去りにされていかないかという危惧です。

DPP-4阻害薬とGLP-1受容体作動薬

DPP-4阻害薬は、SU薬とは異なった機序でインスリン分泌を促進し、しかもインスリンは血糖値に応じて食後に必要な量が分泌されるため、低血糖を起こしにくく、体重増加をきたしにくいとされています。またGLP-1受容体作動薬は、上記の効果に加え食欲中枢にも作用し、過食を抑えて体重減少をもたらす効果も謳われています。これらは共通してグルカゴン分泌にも作用し、血糖上昇を抑制するという今までにない画期的な薬剤といえます。私

も、一応全種類の薬剤を使用しましたが、各薬剤の効果に若干の強弱があるように感じるものの、臨床上、積極的に変更を考えるほどではない印象です。

SGLT2阻害薬

SGLT2阻害薬は、ほかの薬剤とはまったく異なった機序での血糖降下薬として登場しました。従来の薬剤が、2型糖尿病のインスリン作用不足（分泌不全・抵抗性）を改善し、より生理的に血糖降下をもたらしているのに比し、この薬剤はインスリンに関係なく、腎からのブドウ糖排泄を促進して血糖値を低下させています。日本糖尿病学会では、α-グルコシダーゼ阻害薬とともに「糖吸収・排泄調節系」として包括していますが、ほかの薬剤とはまったく機序が異なるので、インスリンを含めた治療薬との併用療法も可能で、病型に関係なく幅広く使用できる可能性があります。

そのため肥満でインスリン抵抗性があり、高インスリン血症の患者さんが多い米国で、より受け入れられたのではないかと思われます。

新薬増加のメリット・デメリット

ただ実臨床の現場では、あまりに多くの同種の薬剤が比較的短期間に登場したことで、どれを使うべきか目移りしたり、組み合わせの選択肢が増えたことでかえって迷ってしまっている医師をよくみかけます。

これらの薬物療法は、あくまでも糖尿病の治療指標の一つであるHbA1c値を低下させることが第一義的な目標なので、個々の患者さんで十分な血糖効果が得られ、副作用がなければ、あえて目移りする必要はありません。最近では、心保護作用や腎保護作用など付帯的な効果も報告され、ほかの薬剤との区別化もプロモーションされていますので、今後薬剤選択の一つの要素にはなりますが、それもまず血糖コントロールを改善してからの話かと思います。いずれにしろ、従来の薬物療法だけでは血糖のコントロールが目標値に到達できなかった多くの患者さんにとって、選択肢が増えたことは大きな福音かと思われます。

足し算の医学と引き算の医学

足し算型トライアル

　しかし、欧米の薬物療法のアルゴリズムでも日本のガイドラインでも、治療開始後1〜2年は数多くの選択肢から多様な治療が選べて有用なのですが、気がついてみると、そのあとの治療では多くの患者さんで大差がなくなってしまっています。その理由の一つは、後述する食事療法や運動療法が薬物療法と並行して行われていないと、HbA1cが目標値に達することが少なく、どうしても薬剤の上乗せになってしまうこと、もう一つは、最近のRCTのエビデンスに足し算型のトライアルが比較的多いということです。

　足し算型トライアルというのは、従来の確立された治療に新しい薬を上乗せすることで、さらなる効果が得られるというトライアルです。エビデンスの少ない時代には、プラセボとの比較試験でRCTが行われ、ある薬剤の有用性が示されていました。次に出る薬剤は、プラセボとの比較で前の薬剤よりもっと有効であることを示すか、直接に前の薬剤と比較してより優れた効果が示されないと、認知されないことになります。

　悪性腫瘍の化学療法で、既存薬である程度効果が認められている場合には、プラセボを用いることはいわば無治療にあたるので、倫理的に問題が生じます。仮にプラセボを用いたRCTを計画しても、過去のトライアルとまったく同じ対象者は選べないので、似たような条件の対象者で得られた結果を、統計学的な処理を施して優劣を決めることになります。しかし、後者もすでに有効である薬剤と比較するわけですから、前薬をしのぐよほど画期的な効果の薬剤でないと認可されないことになります。

同系等の薬剤でもはじめて使うときは要注意

　結局、最近では「非劣性」、つまり有効な既存薬と同等の効果（劣ってはいない効果）で、かつ副作用が少ないなどの付加価値で新薬が登場しています。私にいわせると、この非劣性というのは、少しいいすぎかもしれませんが、いわゆる車種でいうマイナーチェンジのようなもので、どこが違うのかはそ

の付加価値をマニアが興味をもって注目しないとわからないくらいの差しかない場合も少なくありません。

　しかし、逆に同系統の薬剤が一つしかないというのも考えものです。もしその薬剤に問題が生じたときに、代替が効かないということにもなりかねません。さらに、同系統といっても、単に作用機序と作用効果（市販前のHbA1c値の改善）が同じというだけで、各薬剤の構造はおのおの違うので、今後対象患者が広がり長期に投与されたときに、差異が出るかどうかは未知の部分として残っています。ですから、たとえ同系等の薬剤であっても、臨床現場で私たちがはじめて使用するときには、原則として新しい薬を使うつもりで、効果や副作用を見極める目をもつ必要があります。

「HbA1c高値＝薬剤追加」という図式

　話を戻しますが、糖尿病の領域ではすでに有効な血糖降下薬が数多く存在しますので、単剤で既存薬に「非劣性」の薬剤か、あるいは既存薬に上乗せしての効果が認められる薬剤の報告が多く出てきました。その結果、日常の診療では「目標HbA1c値に到達できない＝薬剤追加」という図式ができあがってしまったきらいがあります。

　私の悩みは、実地医家の先生方が薬を追加するときに、どの薬をどれくらい増やすのかに気がいって、どの薬がどれくらい減らせるのかに気がいっていない傾向があるということです。これは、「コントロールが不良なら、薬の増量・追加はあっても減量は考えられない」という思い込みと、「減量しても問題ない」ということに関してのエビデンスがほとんどないことによります。結局は、足し算の医療はできても、引き算の医療はなかなか難しくてできないという現実に突き当たってしまいます。

　幸いなこと（？）といってよいのか、現在の糖尿病の治療薬は、作用機序が異なるものがいくつもあり、異なる作用機序であれば、理論的にはほとんどすべて併用が可能です。その結果、薬物療法にランクづけしている欧米でも、病態に合わせた薬物療法を推奨している日本でも、HbA1c値が目標に達していない患者さんでは、結果的には同じような薬物療法になるわけです。

薬物療法中心への偏向

しかし、仮に病態に合わせた治療を考えるときに、インスリン分泌低下を補い、かつインスリン抵抗性を解除し、かつ糖吸収・排泄調節系で血糖を下げ、さらにインスリンを補わなければならないような病態の患者さんが、それほどたくさんいるでしょうか？ それらの治療を受けている患者さんは、皆さん同じような病態に至った人たちなのでしょうか？

私の悩みの一つは、糖尿病専門でない医師だけでなく、糖尿病を専攻している若い医師や臨床現場のスタッフでも、「生活習慣の改善の指導に取り組んでいる」といいながら、実は早期に結果を出そうとして、ついつい薬物療法にはしってしまっているのではないかという懸念です。これもおそらくHbA1c値だけを目標にしていることの弊害の一つで、HbA1cの功罪かと思っています。

引き算の医学の模索

糖尿病は長い経過の病気ですので、その経過中には病態が変化し、当初効果が認められた薬が無効になっていくことは十分考えられます。そのときに、単剤の治療であれば、異なった機序の薬剤に変更ですむことが多いのに、一度併用療法になってしまうと、あえて変更を考えるより併用可能な機序の異なる薬剤を追加するほうが、医療者側にとっても楽であり患者さんにとってもメリットが大きいと考えてしまいがちです。「効果のない薬は減量する、あるいは中止する」というのは、当然といえば当然の考え方ですが、臨床の現場ではなかなか実行できていないのが実情です。

引き算の医学というのは、薬を減量することで無駄をなくすだけでなく、かえってメリットを生む可能性があることを示す医学のことです。副作用でやむをえず休薬・中止したときに、「その薬剤がなくてもそれなりに結構いけるものだ」と気づく場合もありますが、副作用もなく治療がうまくいっているときの減量は、案外勇気が必要です。

私は、薬物療法の心得として、新人時代に師匠に教えてもらった「3つのS」をつねに心がけています。それはすなわち「small（必要最小量を）」「short

（必要最小期間）」「simple（可能なかぎり単純な投与）」であり、とくに高齢者ではかならず念頭に置いています。

その時点で本当に必要な薬を見極める

　ですから日常の診療でも、ある薬剤で効果が得られたときに漫然と継続するのではなく、できるだけ「オン・アンド・オフ」方式で、その効果を確認しています。つまり、病状が許すかぎり、効果がある薬を「投薬から休薬、休薬から再投薬」と「オン・アンド・オフ」して、その効果を再確認します。もちろん、結果としてある程度の多剤併用になる場合もありますが、「すべての薬が必要」との結果にはほとんどなりません。

　「休薬や減量で、一時的にしろ患者さんを悪くするような医療は、問題があるのでは？」という指摘を受けるかもしれません。しかし、患者さんの長い糖尿病の療養生活を考えると、目先のHbA1cだけをみて診療するのではなく、本当に必要な薬を見極めて、自信をもって長期に使っていくほうが、医療者側にとっても患者さん側にとっても、メリットが多いと考えています。

　実際、減量してみると、医療者側は追加した薬の効果だと思い込んでいたのが、実は薬剤を追加されたことで患者さんが生活習慣を改めていた効果であったり、薬剤追加で糖毒性が解除された結果、実は休薬しても増悪はなかったりする症例にも結構遭遇します。SU薬では、低血糖が起こったときが減量の目安と考えられていましたが、最近の持続血糖モニタリングの報告をみると、早朝血糖値が正常でコントロール良好と思われていた患者さんでも、夜間〜明け方の低血糖を認める人が結構いることもわかってきました。

引き算型の医学の有用性

　引き算型の医学は、今の時点ではあまりエビデンスはありませんが、高齢者のポリファーマシーの問題や、医療費の抑制の問題からも注目されており、今後は多くの領域で臨床研究が行われていくものと思われます。米国では2010年代に入って、国策として患者さんを中心に据えた、遺伝子検査・治療を含めた、個々の患者さんに最適の医療を提供するプロジェクトが動いています。その一つとして、有用性の比較効果研究（comparative effectiveness research；CER）が盛んになり、過去のEBMの拠りどころとされていたRCTなどによるエビデンスも含めて、患者さんにとっての臨床的有用性が改めて問われています。

その有用性のなかには、患者さん個人の問題、医療経済的な問題なども包括されており、薬物療法に関しても、単に科学的な有効性だけでなく、総合的な判断で薬剤が淘汰されていくことが十分予想されます。結果としてある程度有効ではあるが、あまり有用ではないという結論にもなりかねません。その背景には、膨大な医療費を抑制する必要性が潜んでいるのですが、当然、日本も例外ではありません。

多剤併用の必要性を総合的に考える

EBM、科学的根拠に基づいた診療が広がり定着しつつあるときに、薬物療法の選択肢が、個人の希望ならともかく、単に経済的な理由で狭められていくのは、現場のわれわれにとっては忍びない面もあります。しかし、ここは、ピンチはチャンスの精神で考えてみましょう。

このような流れは、たとえ目的が医療費抑制のためとはいえ、考えようによっては、患者さんに不要な薬を漫然と投与するのを避けるための、科学的根拠を構築するための過程とも考えられます。とくに高齢者ではポリファーマシーの弊害が叫ばれてはいますが、実際にどの薬をどのように減らすかに関しては、ほとんど科学的根拠はありません。血糖コントロールのための多剤併用にしても、HbA1c値だけを目標にするのではなく、増量前にはまずその必要性を総合的に考える習慣を身につける必要があります。

今までの単純な足し算型の医療ではなく、今後は引き算型の医療（減量できる薬は減量する）を考える姿勢を、現場の最前線のわれわれ一人ひとりがもつ必要があります。有用性効果研究の大部分は大規模な統計学的解析が中心で、そのなかには前述の見えないバイアス、あるいは意図的なバイアスが含まれる可能性が十分考えられます。今後、CERの結果、もし既存の治療に異なった方向性が示されてしまうと、それに反論するのは大変で、たとえ不本意であってもその大多数の波に押し流されてしまうでしょう。

そうならないためには、基礎編で述べた「備えよ、つねに」の精神で、つねに自身の「心の備え」「技の備え」「体の備え」を怠らないようにして、目の前の患者さんをできるだけバイアスのないように観察する習慣を身につけてください。そして、その一例一例のデータは、決して無駄にならないようにチームで共有し、たとえ引き出しのなかであってもかならず保存しておいてください。

糖尿病治療の基本原則

糖尿病治療の三本柱

医師もスタッフも、薬物療法の選択肢が増えた一方で、糖尿病治療の基本である食事療法、運動療法への関心が薄くなってはいないかを、もう一度自問してみてください。

糖尿病の治療は長期にわたるので、短期的な成績が、そのまま長期に活かせるかどうかは別問題です。DPP-4阻害薬では、内因性の残存インスリンの量が効果を左右することは知られていますし、食事の成分の差によって血糖降下作用に差が出ることも報告されています。また、SGLT2阻害薬で体重減少が得られるどうかは、そのあいだの食事療法の順守度にも強く影響されることもわかってきています。また、SGLT2阻害薬の筋肉量減少作用の可能性も示唆されており、今後、長期使用時のフレイルと運動療法の関連も未知数です。これらの新しい薬で確実にわかっていることは、現時点では金科玉条であるHbA1cを下げるということで、それ以上のプラス面、マイナス面に関しては、今後のさまざまな報告によるところが多いです。

しかし、どのような報告が集積されても、おそらく食事療法や運動療法があまり必要でないという結論には決してならないのは確実だと思います。日本糖尿病学会の『糖尿病治療ガイド』にも、薬物療法の併用や追加に至る各ステップの最初に、かならず「食事療法、運動療法、生活習慣改善に向けての糖尿病教育」という一行が入っています。やはり、糖尿病治療の基本原則は食事療法・運動療法・薬物療法の三本柱というのは、今後も変わらないと

思います。現場の医師も含めたスタッフも、患者さんの血糖値が高いときに、目先のHbA1cの改善にこだわって安易に薬剤を追加するのではなく、かならず高くなった要因、「食事療法、運動療法、生活習慣」に問題はないかを、もう一度考えることを忘れないようにしてください。

今こそ食事療法と運動療法の見直しが必要

インスリンが発見される以前の、今から100年以上前から糖尿病患者さんと向き合っている、米国のジョスリン・クリニックの創始者のジョスリン博士が、「糖尿病はCure（治癒）はできないが、Care（養生？）で通常の生活は保てる」という主旨の言葉を残しています。1型糖尿病では、自己免疫などによる成因の研究も進み、iPS細胞を含めた移植・再生医療で、治癒に近い状態になるのは時間の問題と思われます。しかし2型糖尿病では、遺伝要因に生活習慣などの環境要因が大きくかかわっていることから、治療の原理原則は大きくは変わらないはずです。

薬物療法のパラダイムシフトの今こそ、食事療法と運動療法の見直しが必要ではないかと思っています。『糖尿病治療ガイド』の各ステップに登場する「患者さんの生活習慣の改善に向けての教育・指導」の前に、「医療者側の安易な薬剤追加の習慣の改善に向けての教育・指導」が、まず必要ではないでしょうか？

Q32 食事療法はどこから来て、どこへ行くのか？

食事療法のパラダイムシフト

1980年代は「食事療法＝エネルギー制限」

以前は、食事療法、運動療法はいわゆる科学的根拠に乏しく、あっても後ろ向き、あるいは前向きコホートが中心でしたが、ここ10〜20年で前向き

のRCTを含めたレベルの高いエビデンスの報告が相次ぎ、改めてその重要性が裏づけられ、再認識されています。薬物療法が新薬の登場でパラダイムシフトを迎えたと脚光を浴びていることで、少し影が薄くなっている感はありますが、食事療法も最近10年で大きなパラダイムシフトを迎えています。

　私の新人時代である1980年代は、「食事療法＝エネルギー制限」で、標準体重と生活活動量から算出したエネルギー量を指示していました。生活活動量も、実測値ではなく大雑把に段階をつけただけで、肥満者もその計算のなかで体重減少をもたらすエネルギー量が選択されていました。実際、教育入院などで、たとえ短期間であってもエネルギー制限食を実践すると、血糖値も劇的に改善し、体重も確実に減少することを目の当たりにしてきましたので、もし順守できるのであれば、どの薬物療法よりも確実に有効な治療であることは、間違いありません。

食事療法が実践できない責任

　しかし、残念ながら食事療法の継続は難しく、やがては「元の木阿弥」で継続できない患者さんも数多く経験してきました。当時は「糖尿病食は健康食です。健康な人が食するバランスのとれた理想的な食事で、糖尿病患者さん用の特別な食事ではありません」と真顔で説明し、食事指導のおもな内容は、『食品交換表』を用いてバランスを考え、食品を計量することでエネルギー調整をすることのくり返しで、まるで合宿所で運転免許証をとるように、教育入院中、黙々と講習を受けていた感じでした。

　そのころ、食事療法が実践できないのは「患者さんに糖尿病に関する自覚がない」とか、「患者さんの療養に対する意志が弱い」などと、責任は患者さん側にあるような考え方のスタッフも多く、患者さん自身も「食事療法ができないないのは、自分が悪い」と考え、自分を責めて落ち込んでしまったり、治療から逃げ出したりするのが日常診療の光景でした。

時代とともに変化する食事療法

過去の臨床栄養学の目的

　私の新人時代からさらにさかのぼると、それ以前の臨床栄養学は戦前・戦後を通じて、おもな目的としては不足する栄養素・エネルギーをいかに補うかが中心で、その補充から出発しています。ですから、当時の病院食も学校給食も、原則として一日の必要エネルギー量（栄養所要量）として計算され、必要栄養素の補充がまず基本原則でした。

　そこから、高血糖、相対的な栄養摂取過剰（？）である糖尿病に対しての食事療法を構成していましたので、結果として不足のないエネルギー量、不足のない栄養バランス食の下限は設定していましたが、どこまで摂取可能かの上限にはあまり触れられていませんでした。つまり、「最低限これだけは食べなさい」という下限（基礎食）は比較的明確に示されていましたが、「どこまで食べて大丈夫か」にはあまり触れずに、「この食事なら体重を維持できる」という食事を提供していたのが実情です。

当時の食事療法

　実際の治療食としての食事は、身長・体重から計算した基礎代謝量と、実測値ではなくおおよその活動量から算出した生活活動ネルギー量で設定されており、まさに健常人と変わりない健康食（健常食？）といってもいいゆえんです。結果として、標準体重より痩せの人の体重は増加し、肥満の人の体重は減少して標準体重に近づくであろうという設定の食事でスタートしています。

　スタート後は、現場の医師と管理栄養士の裁量による微調整に負う部分が多かったのですが、実情はほとんどの場合、患者さんの自己裁量で調整されていました。スタッフの裁量というのは「血糖コントロール、体重コントロールがよければそれでよし。悪ければさらに厳しく、されどよい場合でもあまり緩めず」という内容で、患者さんの自己裁量というのは「自身のお腹の満足度と検査値の改善度との調整」という内容でした。もちろん、薬物療法

が2種類の経口薬とインスリンとにかぎられていた時代ですので、食事療法と運動療法に向き合う姿勢には熱いものがあり、医療者側も患者さん側も、今よりもっと真摯に、必死で取り組んでいたように思います。

時代とともに変化する食事や指導の内容

　しかし、1980年代後半には、インスタント食品、ファストフードが一般化し、1990年前後までにはバブルの影響もあってか外食も日常化しました。さらにコンビニエンスストアの出現で24時間食糧供給可能な時代がやってきた結果、肥満、糖尿病予備軍、糖尿病患者さんの増産体制に突入してきたわけです。ここまでくると、糖尿病患者さん個人の食習慣の問題だけではなく、社会の食習慣の変化を考慮していかないと、入院中の「誰にとっても健康食」であるはずの患者さんの食事が、退院後の現実社会のいわゆる健常人の食事とは、ますますかけ離れていく結果となりました。

　このころから、食事指導も患者さんの心理面や社会的な背景をより考慮した指導法が導入され、単に患者さん側の問題だけではなく、医療者側の問題としても取り上げられるようになってきています。さらには、エンパワメントアプローチのように、患者さんに寄り添って、患者さん主導の療養へのサポートへと変化していくことになったわけです。患者さんにできることを、できるだけ引き出してサポートする指導に変化してきたことで、少々不出来の私でも積極的なアプローチが十分可能になってきました。

薬物療法とともに変化する食事療法

　糖尿病の食事療法の変遷をみると、そのときの薬物療法の影響も強く受けています。2型糖尿病での治療目標の一つである体重コントロールは大きな課題で、UKPDSでも、強化療法群でSU薬、インスリン注射を使用した群での体重増加は顕著でした。つまり、血糖コントロールの薬剤がかえって体重増加を招くというジレンマを抱えていたわけです。中枢性の抗肥満薬もいくつか登場していますが、その効果もかぎられていました。

　最近のGLP-1受容体作動薬やSGLT2阻害薬では、血糖調節に加え、体重減少効果が期待され積極的に使用されています。しかし、体重増加こそない

ものの、薬剤だけでは必ずしも満足のいく体重減少が得られていない人も多く見受けられます。

治療の選択肢としての手術療法

最近では薬物療法ではなく、高度肥満者における胃の部分切除手術が、短期間で確実な減量効果が期待でき、しかもその効果が長期的に持続すること、ほかのコントロール指標である血糖、血圧、脂質異常も同時に改善することが示され、その適応が徐々に広まってきています。もともと肥満大国である米国での治療でしたが、現在は日本でも保険診療での手術が認められており、良好な成績が報告されはじめています。

その背景には、米国ではコストも考慮した、前述の有用性効果比較試験での評価がよかったこともあるでしょうが、われわれ日本の糖尿病診療現場の最前線スタッフからみると、忸怩たる思いに駆られる面も少なからずあります。「食事療法が実践できれば……」「運動療法が継続できれば……」という思いがどうしても頭をよぎりますが、ただ理想論だけでは「絵に描いた餅」で、満足のいく成果は上げられません。目に見える実利を追求するのも、やむをえない部分もあります。

今一度、問題点を改めて問い直す時期

というより、この手術療法に対して忸怩たる思いをもつ前に、今一度、食事療法だけに過度の期待を寄せることの問題点を、改めて問い直す時期にきているのではないでしょうか？ つまり、食事療法が有効なのは確実ですが、はたしてその有効性に限界はないのでしょうか？ どのような人に、どの程度まで効果があり、その効果はどの程度まで継続するのでしょうか？ 食事療法の重要性は理解できても、これらの疑問に対する厳密な意味での明快な解答はなく、いまだに未知の部分が多く残されています。

1. ある程度の体重減少（もとの体重の7％くらい）で血糖値などの血液検査は十分に改善すること。

2. それが合併症の進展を抑制し、生命予後もよくする可能性があること。

3. いたずらに肥満の時期が長引くと、そのあいだにも膵β細胞の疲弊が進

行し、糖やそのほかの代謝調節に悪影響をおよぼすこと。

4. 肥満そのものでも、大血管症の進展が予想されること。

さしあたって、今の私たちにできることは上記のような事実に基づき、それ以前のように標準体重を目標とする食事療法ではなく、まず検査値が正常化する食事療法、ある程度の肥満を是正する食事療法を実践していくことになるかと思います。

今後は食事療法も独立した絶対的な治療ではなく、新しい薬剤での薬物療法と適合した食事療法が模索されていくことになると思います。さて、肝心なのはその指導の内容ですが、そんななかで血糖コントロールだけでなく、体重減少にも有効であるという糖質制限食が大きな脚光を浴びてきました。

古くて新しい糖質制限食

食事療法＝エネルギー制限食からの脱却

1990年代後半から2000年代にかけて、糖質制限食の効果が示されてからは、脂質制限食、エネルギー制限食との比較試験や、適正な栄養素比率の検討がいくつも報告されています。また、食物繊維や不飽和脂肪酸の摂取の有用性なども報告され、従来の「食事療法＝エネルギー制限食」の図式も大きく変わってきました。

糖質制限食が食事療法のパラダイムシフトというと、少し違和感を覚える年配の医師やスタッフもいるかもしれません。1950年代に米国、1960年代に日本で食事療法に対する一つの規範化が試みられ、『食品交換表』が作成されました。それまで、国内でも各施設で独自にされていた糖尿病の食事療法でしたが、1965年に日本糖尿病学会編『糖尿病食品交換表 初版』が発行されたあとは、ほぼ共通の教材を用いた指導が全国で行われるようになりました。以後現在に至るまで、『食品交換表』が食事療法の金科玉条として君臨し、各施設で使いやすいように多少アレンジはしていたものの、大きく外れることはありませんでした。

その後、米国では心筋梗塞・心臓病が死因の50％近くを占めており、その

主因が高コレステロール血症にあることから、「エネルギー制限＝脂質制限＝高コレステロール血症の是正≒肥満の減少＋心筋梗塞の減少」という図式が想定され、推奨されていました。その結果、1980年代には制限した脂質を糖質あるいはたんぱく質で補うことになるのですが、肥満や心筋梗塞の少なかった当時の日本の食状況を鑑み、糖質の比率が増えた経緯はあるかもしれません。もちろん、経済面も含めたそのほかの社会的要因も関与していました。

100年以上前から存在した糖質制限食

　一方、日本では1960年代の日本人の食事の一日平均摂取量のうち、糖質の比率が70％以上でしたので、「エネルギー制限＝糖質制限」の図式で糖質比率50～55％が推奨されました。それ以前にあった日本の糖尿病治療食の糖質比率は30～40％でしたので、糖尿病治療上はそれまでに比べ糖質負荷、一般食と比べれば糖質制限の食事療法が確立されていきました。

　もともと糖尿病は血糖値が高い病気なので、糖質を制限するという考えは100年以上前のインスリン発見前から存在し、実践されてきました。当時は1型糖尿病での飢餓療法ともいえる極端な食事制限治療で、インスリンのない状態でのある程度の延命効果は実証されていました。1921年のインスリン発見後には、夢の救命の薬剤が登場したことで、延命効果だけではなく、当初は血糖の正常化も目標に掲げられたくらいでした。しかし、1939年にはTolstoiらが「インスリン治療中は通常の食事でも尿ケトン体は消え、体重増加を認め、尿糖の有無にかかわらず社会生活に復帰できる」と報告したことで、目標が大きく下方修正されました。そのころから、少なくとも1型糖尿病に関しては食事療法が軽視されがちとなり、その後の「食べすぎて上がった血糖はインスリンで調節すればよい」という風潮が生まれた土壌も、そこにあるかもしれません。

DCCTによって1型糖尿病での食事療法に脚光

　その後、1型糖尿病での食事療法が再び脚光を浴びたのは、1990年代のDCCTの報告です。強化療法群でのインスリン頻回注射、あるいはCSIIだけが脚光を浴びた感はありますが、実は強化療法群では食事療法でも大規模な

第7章

Dr.サトーの最近のピンチと悩み

207

介入を行った、はじめての試験でした。強化療法群での良好な結果には食事療法も大きく関与しており、このときの頻回注射時の食前インスリン投与量と食事中の炭水化物量（カーボカウント）、そして食前後のSMBGの血糖値の莫大なデータを用いて、その後のカーボカウントに応用されているインスリン／カーボ比や、1単位のインスリンで下がる血糖値（インスリン感受性指数）の計算時の1,500ルール（その後のアナログ製剤では1,800ルール）が生まれました。

　今では有名なバーンスタイン博士の低糖質ダイエット理論は、自身が1型糖尿病である博士自身の経験と実験（？）の成果ですが、残念ながら当初は医学界ではまったく取り上げられませんでした。「1型糖尿病で、低糖質の食事が食後血糖の上昇を抑える」という博士自身が示した明白な事実も、当時の国全体の肥満や2型糖尿病でのメガスタディの結果による、low fat（低脂質）、high carbo（高糖質）が推奨されるという食事療法の大きな波に飲み込まれてしまいます。

食事療法は今、パラダイムシフトか？　混迷期か？

日本の食事療法の流れ

　日本でも1990〜2000年代に入ると糖質制限食の有用性がささやかれ、報告されだしますが、当初は誤解や偏見もあり、議論がかみ合わない時期がありました。その理由はいろいろ考えられますが、私の現場での感想を以下にいくつかあげます。

1. 日本ではエネルギー制限＋バランス重視の『食品交換表』を用いた食事療法が絶対的な地位を占めており、事実、その効果は劇的で、その成果を現場のスタッフも実感していた。

2. 当初に唱えられた低糖質食は極端な糖質制限で、しかもその分脂質の摂取は無制限という、それまでのバランス重視、エネルギー重視の食事療法とは一見真逆の食事療法であった。

3. 食後血糖上昇のスパイクをコントロールする重要性が注目されるまでは、

2型糖尿病ではHbA1c値重視で、各食事での血糖変動にあまり注目がされていなかった。

1に関しては、糖質制限食反対派のなかでは今でも根強く残っており、2とも相まって、当初、糖質制限食が強く拒絶された大きな要因でした。しかし今から思えば、当時のエネルギー制限食の効果は、日本での患者さんのそれまでの食習慣からみると、あきらかに糖質制限の効果ともいえます。また3に関しても、食後血糖が注目されだした当初の1990年代には、単に食後血糖抑制のために、食品のglicemic index（GI）に焦点が当てられ、血糖コントロール改善、HbA1c値改善の低GI食が模索されていました。このときの低GI食には高繊維食が含まれており、一時は実地医家のなかでも、炭水化物制限と糖質制限が混同された時期でもありました。

2000年代になって、糖質過剰摂取が食後血糖上昇のみならず、肥満や脂質異常症におよぼす科学的な機序があきらかとなり、日本でも肥満者の多い欧米でも、一躍注目を浴びるようになってきた経緯があります。そこではじめて世界中が同じ土俵に上がり、適正な糖質摂取量、適正な脂質摂取量の議論が交わされ、さまざまな研究成果が発表されてきています。

食事療法には文化的要素も

これらの経緯を考えると、食事療法は時代とともに、また薬物療法とともに変化してきたことが改めてわかりますし、また変化していかなければならないことも理解できます。さらに世界の土俵で考えたときに、食事療法には単に個人の嗜好や習慣だけではなく、社会的、文化的な要素の考慮も必要となってきます。

いくら地中海食や日本の高繊維食が評価されても、ほかの国で受け入れられるかどうかは別ですし、逆の場合もそうかと思います。以前の金科玉条のエネルギー制限一辺倒の食事療法から、近年、多くの選択肢ができたことは、患者さんにとっても医療者にとっても、非常に喜ばしいことだと考えています。食事療法こそ、薬物療法以上に個別性が重視され、さらに継続性が求められる治療ですので、選択肢は多いほどよいに決まっています。

どの食事療法が有用か今後さまざまな面で評価

　つい最近も、以下の食事療法の2型糖尿病の血糖管理に対する有用性について、過去のRCTからのネットワーク・メタ解析が報告されました。

・糖質制限食（糖質は全エネルギーの25％未満）
・中等度糖質食（糖質は全エネルギーの25〜45％）
・高たんぱく質食（たんぱく質は全エネルギーの20％超）
・低脂質食（脂質は全エネルギーの30％未満）
・低GI食、低GL（glycemic load）食
・ベジタリアン食
・地中海食
・パレオ食（旧石器時代食）

　結論からいえば、前記のいずれの食事も対照食に対してはHbA1c値の改善効果を認めていますが、食事の内容から考えると、そのHbA1c値改善の意味合いはおのおの異なっていると思われます。

　残念ながら、日本の金科玉条であったエネルギー制限食はこのなかには入っていませんが、肥満大国のアメリカではすでに肥満者に対する高糖質によるエネルギー制限、脂質制限によるエネルギー制限は疑問視されつつあります。米国糖尿病協会では「すべての糖尿病患者さんに有効な、完璧な食事療法はない」との立場で、前述の食事療法のすべてを容認しています。

＊　　　　＊　　　　＊　　　　＊

　米国の『U. S. ニューズ・アンド・ワールドリポート』誌（U. S. News & World Report）では、毎年、専門家が「もっとも効果的」とする食事療法をランキング形式で発表しているようです。ここまでいくと米国らしいといえば米国らしいのですが、過去に誤ったダイエット法で亡くなる犠牲者まで出た国ですから、リアルタイムに正確な情報を提供しているのかと思います。

　日本でも食事療法におけるパラダイムシフトといえるこの時代、ある意味混迷期であるこの時代に、これからの食事療法のあり方を、現場の最前線でもう一度考えてみるチャンスかと思います。

Q33 これからの糖尿病療養指導のあり方はどのように変わるのでしょうか？（スタッフへのエールとお願い）

「糖尿病のcare」とは？

広く使われる「ケア」

　いつのころからか、「care（ケア）」という言葉が、医療界にかぎらず一般用語としても広く使われるようになってきました。英和辞典で調べると、「care」の和訳としては「心配」「気がかり」「配慮」などがまずあげられ、5番目くらいに「保護、世話、看護」などが登場します。もちろん、医療・看護が発達する前から存在する言葉ですので、おそらく「take care of〜（〜の世話をする、〜の面倒をみる）」という慣用句から、医療のさまざまな局面で使用されてきたものと思いますが、そこには本来の意味の心配や配慮が含まれています。

　医療の世界のcareも、当初は手術後の患者さん、または急性もしくは重症疾患の回復期にある患者さんの看護と治療を意味することが多かったのですが、最近では各種疾患の病前・病後の管理からリハビリテーション、患者さんの社会復帰までをも含めた、きわめて広義な意味で用いられています。さらに高齢者に対しては、個別の介護や行為だけでなく、「ケアハウス」「ケアホーム」など施設名そのものにまで幅広く使われるようになってきました。

「ケア」に感じる優しさ、美しさ

　しかし、今改めて「careってなんですか？」と問われると、とくに看護師以外の職種の人は、案外返答に困るのではないでしょうか？　私は、「ケア」という言葉に、単なる医療行為だけではなく、行為プラスアルファの温かさ、優しさ、個人ではなくチーム医療としての包括的な美しさを感じてしまいます。というのは、糖尿病の領域では「糖尿病診療の父」と称されているジョスリン博士の残した「糖尿病はcureはできないが、careはできる」という有

名な言葉が広く知られているからです。

　ジョスリン・クリニックは、今から100年以上前に米国のボストンでジョスリン博士によって開設された、糖尿病の専門クリニックです。インスリンがまだ発見されていない時代に多くの患者さんと向き合い、その苦しみを真正面から受け止めてきた施設ですが、創設当時からチーム医療が実践され、「care」が行われていたのは有名な話です。少しでも患者さんのためにできることを探り、患者さんに寄り添ってきた当時のスタッフの姿が、この「care」という言葉に感じとれます。

　1984年に、オーストラリアのメルボルンで世界中の糖尿病診療にかかわる医療従事者が集う「第1回世界糖尿病Education会議」が開催され、その後、そんな彼らの活動を後押しするように、米国、オーストラリアなどで相次いで、educatorの資格認定制度ができました。さらにそれに先駆けて米国糖尿病協会では、本来の学会誌『Diabetes』に加え、新たにより臨床的な内容で医療従事者も参画しやすい『Diabetes Care』という学術誌を発刊し、その後の世界の糖尿病臨床を大きく牽引してきました。

　今では医学のあらゆる領域で「ケア」という言葉が広まっていますが、いつもの我田引水で、私にとっては「ケア」というのは糖尿病の領域では歴史が古く、しかも単なる行為やスキルではなく、いわゆる治療をも含めた包括的なチーム医療として理解しています。もちろん、看護師の世界ではnursingやcareは、もっと以前からの基本中の基本でしたが。

糖尿病患者さんに対するケアの内容

　日本でも幅広い糖尿病の専門知識、技術を担保する資格認定制度が2001年より日本糖尿病療養指導士（certified diabetes educator of Japan；CDEJ）としてスタートし、さらに現在では各都道府県での地方糖尿病療養指導士（certified diabetes educator of local；CDEL）も含め、糖尿病ケアの裾野は大きく広がってきています。2004年にメディカ出版から創刊された『糖尿病ケア』誌も、看護師のみならず、糖尿病療養指導にかかわるさまざまな職種に対して最新の情報を継続して提供するという、当時としては非常にユ

ニークな発想の雑誌として登場し、その後のチーム医療としての糖尿病ケアの広がりを支えてきたと思っています。

　ジョスリン・クリニックの時代からの100年以上にわたって行われてきた糖尿病患者さんに対するケアの内容は、時代時代で大きく変わってきてはいますが、つねに共通していることは「患者さんから逃げずに真正面から向き合い、そのときに自分たちにできることを模索し、そしてそのすべてを患者さんに提供すること」かと思います。

＊　　　　＊　　　　＊　　　　＊

　では、これからの糖尿病のケアはどのように変わるのでしょうか？ 今の糖尿病指導の臨床現場で私が感じていることをいくつかあげてみます。

個人のスキルアップに関して

療養指導で必要な個人のスキル

　私は、療養指導の現場で必要な個人のスキルとは、「糖尿病療養に関する正確な医学的知識」「患者さんから情報を引き出し、こちらの伝えたいことを患者さんに伝えるスキル」「患者さんをどう受け止め、患者さんにどう受け止められるかというヒューマニティ」の3つと考えています。

　知識に関してですが、今はスマートフォンでもパソコンでも、知りたい情報は簡単にネット検索で得られますので、これからの療養指導で必要なのは、「その情報が正しいかどうかを見極める力をもつこと」と「現場ですぐに必要な正しい情報は、身につけて覚えておく、あるいは取り出せるようにしておくこと」かと思います。ネット情報には、「ネットバイアス」や「フェイクニュース」もあり、玉石混交ですので、正しいかどうかの判断は非常に難しいものです。その判断を誤らないコツは、検索した内容を自分一人の理解ではなく、患者さんに適応する前にかならず複数の人で議論する習慣をもつことです。プロの料理人なら、試食もせずにいきなりお客さんに新作料理を出すようなことはしません。まして医療行為の場合、療養指導のプロである皆さんも、新しいことを自分の患者さんに当てはめる前に、まずチームの仲間で

第**7**章

Dr.サトーの最近のピンチと悩み

相談する習慣をもつようにしてください。

　現場で必要な正しい情報をすぐに取り出せるようになるためには、残念ながら近道はなく、患者さんで経験を積み重ねるのがいちばんです。このくり返しのなかで、必然的になにが必要な知識なのか、さらにその優先順位が整理され、習得されていきます。

スキルを身につけスキルアップを

　次いで重要なのは、正確な知識を使って、どのような患者さんに、どのような指導を行うかという、いわば実技能力です。1990年代以降、糖尿病の患者指導に心理学的・教育学的な理論や治療法、認知行動療法などの精神医学的な治療法が導入され、医療従事者にとっても患者さんにとっても、診察室の光景がよい方向へ大きく変化してきました。具体的なアプローチ法に関しては、優れた解説書が数多く出版されており詳細には触れませんが、そんななかで私が少しだけ気になっていることがあります。それは、ストレスマネジメントやコーピング、自己効力理論やエンパワメントアプローチ、さらに最近ではコーチングスキルなど、まるで新薬が登場したときのように、それぞれを一生懸命に勉強しているスタッフを往々にしてみかけることです。

　しかしこれらの理論やアプローチは、作用機序の異なる新薬のようにあきらかな差異のあるものではなく、患者さんに当てる光の当て方の違い、それに対するスタッフの立ち位置の違いであって、本質的に患者さんそのものはまったく変わっていないのです。ですから、これらのスキルは最初からすべて身につけている必要はなく、スタッフ自身が現場で行き詰まったときに、必然的にさまざまなスキルを学び、身につけるものだと思っています。

　私の言葉の受け止め方の差かもしれませんが、「スキル」という言葉からは、「経験を積み重ねたうえで身につけた熟練の技」と「知識だけが先行した小手先の技」という二面性を有している印象を受けます。どちらも広義の捉え方では「スキル」に違いはありませんが、いきなり「熟練の技」は身につきません。ですから、スタッフにつねに意識しておいてほしいことは、「スキルは身につけたあと、かならずスキルアップしなければならないこと」です。

知識とスキルにはヒューマニティが必須

　さらに、知識とスキルには、かならずヒューマニティの存在が必要です。「ヒューマニティとはどのようなものですか？」と聞かれると返答に困るのですが、最近の若い人ならかならず聞いてくる質問でしょう。私の答えは、一言でいうと「機械ではなく、人間らしくあること」になるでしょうか。

　そのヒューマニティを、スキルと同列にして扱うのには少し無理があるかもしれませんが、実際の臨床現場では「患者さんをどう受け止め、患者さんにどう受け止められるか」という問題に対して、知識やスキルだけでもある程度は解決できます。しかし、それではロボットやコンピュータの解決策と、ほとんど変わりません。そこに愛情、優しさ、誠実さ、さらに熱意や情熱が加わることで、人間らしい療養指導になるのだと思います。「ヒューマニティのない知識やスキルも、知識やスキルのないヒューマニティも、あまり役には立たない」と思いませんか？

　若い先生自慢の高い偏差値の成績も、今やパソコンの知識量の足元にもおよびません。少なくとも、これからの臨床の現場で必要なのは知識量ではなく、つねに自分をスキルアップしようという謙虚な気持ちと、そのときに遭遇する厳しさとおもしろさ、苦しみと喜びを経験値として乗り越える能力です。そういう意味では、もし知識だけに依存している医師であれば、経験豊富でヒューマニティ溢れる医療従事者のほうが、患者さんのためにははるかに役立っていることになります。

　若い先生、若いスタッフは、基礎編で述べた「気心の知れたチームづくり」（13ページ）を意識して、つねにスキルアップ、とくにヒューマニティのスキルアップを心がけてください。それが、次のよい出会いに繋がり、さらなるスキルアップに繋がります。くじけそうなときには「One for All, All for One」の精神を思い出してください。

215

チーム医療に関して

より質の高い病病連携や病診連携の構築

　糖尿病治療・療養でのチーム医療の重要性は、今までもくり返し述べてきました。当初の糖尿病専門医と看護師、管理栄養士を含めた医療従事者とのチーム医療、さらには眼科、循環器内科、整形外科などの他科のスタッフとのチーム医療は、比較的大きな基幹病院では、かなりできあがってきたように思います。

　しかし、残念ながらそのような基幹病院では、ほとんどが急性期型あるいはそれに準じた体制に変化しており、実際のさまざまな糖尿病の療養に時間を割くことが、年々難しくなってきています。その分、療養型病院や診療所、あるいは在宅での糖尿病療養指導の重要性が増してきており、病病連携、病診連携のより質の高い構築が望まれます。しかし、現在ある「糖尿病連携手帳」だけの連携では、残念ながらいまだ心もとないかぎりです。

　これは「糖尿病連携手帳」の問題ではなく、医療を受ける側と提供する側の糖尿病の治療・療養に対する考え方の問題で、これからはもっと大きな変革が必要な時期に来ていると思います。院内の糖尿病チームの連携が、院外の医療機関への連携へと発展していくときに、その患者さんが糖尿病だけをもっている人なら、「糖尿病連携手帳」だけでも問題は少ないかもしれません。しかし、現実には経過中に脳梗塞を併発したり、心血管イベントを合併したり、ときには悪性腫瘍を合併して手術や化学療法を受けたりする事態に至るケースにも、往々にして遭遇します。院外の医師から見ると、患者さんごとに糖尿病連携手帳やクリニカルパスが複数存在していては、糖尿病の治療どころではなくなってしまい、結果として糖尿病チームの理想から離れた連携に陥ってしまっています。

　これは、糖尿病以外のいくつかの連携パスが、原則として疾患別に立ち上げられ、一方向完結型のものが多いことによります。つまり急性期から亜急性期、慢性期を経て治癒、あるいは在宅、社会復帰に至る一方向へ病状が変

化するときの病院間、病院診療所間の役割分担の図式のパスです。糖尿病は治癒する病気ではなく、その治療の大きな目標の一つは「合併症の進展予防と健康寿命の確保」にあるので、糖尿病での連携は、終生続くことになります。糖尿病連携手帳の内容も完結型ではなく、継続して使用できる書式で、しかも合併症の項目も多岐にわたり、その患者さんの生涯の療養のマップともいえます。

地域連携の担い手としての糖尿病スタッフ

また「糖尿病連携手帳」の捉え方にも問題があると思います。大部分の「糖尿病連携手帳」が、地域連携のおもなツールとしての医療者間のためのものであって、いまだ患者さんのものになっていないからです。「糖尿病の○○さん用連携手帳」として、その持ち主である患者さんが主体となって活用してこそ、本来の手帳作成時の目的が達成されるものと思っています。もちろん、問題なのは名前ではなく、その手帳を渡すときに患者さんにどう伝えるか、さらにその後の経過中にその手帳の情報を受け取った医療者がどう受け止めるかが重要で、その取り扱いをもう一度考え直してみる必要があります。

極端な話をすると、これからの診療で必要なのは糖尿病などの疾患別の手帳ではなく、「お薬手帳」のように、患者さん個人別の「○○さん療養手帳」で、そこには、その患者さんの個人カルテのような情報が盛り込まれ、もちろん糖尿病以外の疾病に関しての情報も、合併症あるいは併発症として組み込まれているのが望ましいと考えます。もちろん、糖尿病のチーム医療では患者さんもチームの一員ですので、その管理は患者さんに委ね、患者さん自身が管理できないときには、その患者さんに替わるキーパーソンが患者さんの意見も踏まえて代行します。

現代の高齢社会を考えると、一疾病だけをもっている人のほうがむしろ少なくなるのは明白で、地域連携を現実的に有用なものとして浸透させるためには、このようなツールはかならず必要になってきます。もう、一人の患者さんを一人の医者、一つのチームでみる時代ではなく、地域としてのチームづくりが必要です。そのときの地域連携チームの中心的な役割を担うのは、

今の糖尿病のチーム医療のスタッフが最適任者であると考えています。

　糖尿病療養指導の個人のスキルアップの次は、これからの地域を巻き込んでのチーム医療の現場で、チームをコーディネートするスキルを磨いてみませんか？「自分で動くのはよいけど、ほかの人を使って治療をコーディネートするなんて、おこがましいし難しすぎる」と考える人もいるかもしれません。しかし、「患者さんの目線で、患者さんの療養生活をコーディネートする」と考えれば、皆さんがいつもやっている仕事とあまり変わらないはずです。チーム全体の指揮者（コンダクター）は、大勢は必要ありませんが、コーディネーターは療養のさまざまな局面で必要となってきます。このコーディネートするスキルを磨くことは、つまるところチームをコンダクトするスキルに繋がっていきます。

今後の医療と糖尿病のスペシャリスト

　近い将来、カルテの電子化から、データのICチップ化が全国津々浦々に浸透し、もはや「糖尿病連携手帳」は「○○さんの医療用ICチップ」のなかに取り込まれていくと思われます。そのチップのなかには、データだけでなく、携わったチームのメンバーそれぞれの意見も、さらには患者さん自身の意見も書き込めるようになっているかもしれません。そんな時代になったときに、そのチップがただのデータの屑箱になるか、これからの患者さんの療養の羅針盤となる宝箱になるかは、そのチップの内容の捉え方、整理の仕方にかかってきます。その役割を、患者さんとともに誰かが担わなければなりません。

　政策的には、在宅医療の推進の一環として、かかりつけ医制度での包括医療が広まりつつ、あるいは広められつつあります。基本的な理念には賛同するところも多くありますが、ただあるときから保険点数で担保したからといって、現場が皆ついていけるわけではありません。患者さんの意見が置き去りにされた制度は、現場に軋轢を生じかねません。しかし、現実に多くの治癒しない慢性疾患、終生の療養が必要な患者さんでは、社会的背景をも考慮した個別化した医療の実践が必要で、地域で包括的にみてもらえるというメリットは、あきらかに大きいと考えられます。ですから、多少の時間はかか

っても焦ることなく、病院側も診療所側も、そして患者さん側も、同じ方向を向いた地域連携の確立が望まれます。

そのときには急性期・慢性期の切れ目もなく、患者さんにとって質の高い専門医療、高度医療が地域・在宅にも引き継がれて実践されているはずです。このことがこの項の最初に述べた、「医療を受ける側と、提供する側の糖尿病の治療・療養に対する考え方のもっと大きな変革が必要な時期に来ている」という理由です。当然、そこには患者さんの意見も十分取り込まれる必要がありますし、治療が画一的に流れないようなチェックや、逆に独断的にならないような歯止めも必要です。これからは、糖尿病療養指導に携わる医師もスタッフも、「糖尿病のスペシャリスト」ではなく「糖尿病患者さんのスペシャリスト」としてのスキルアップが必要です。

医療におけるIT化への対応に関して

科学技術の進歩の恩恵

最近の医療の進歩は目覚ましいものですが、その進歩はさまざまな科学技術の飛躍的な進歩の上に成り立っています。パソコンの医療現場への導入は、単に電子カルテのみならず、画像解析のデジタル化や遠隔診療へと発展しています。治療の分野においても、放射線治療や手術用ロボット、医療用ロボットと、最新のテクノロジーが毎年のように診療の現場に登場し、日常の臨床現場の光景を塗り替え、激変させています。IT（information technology；情報技術）のなかでも、通信情報技術の進歩・普及は目覚ましく、日進月歩どころか秒進分歩の速さで、今や小学生や中学生でもスマートフォンやパソコンを簡単に操作し、ありとあらゆる情報にアクセスすることが可能です。

しかし、昔から科学技術の進歩には悪用、乱用、誤用がつきものですし、仮に正しく使っても、得られるものがあれば失われるものも当然あります。ここではDr. サトー流に、これからのIT化社会の時代に、糖尿病療養指導にかかわる、ごくごくかぎられた小さな小さな話題について考えてみます。

アナログからデジタルへ

　とはいっても、私自身もこの分野に詳しいわけではなく、医療の専門家で、ITの素人としての目線での意見と思ってください。

　最近の若いスタッフはあまり知らないと思いますが、今から30年以上前に、さまざまな分野で「デジタル化」がもてはやされ、「アナログからデジタル」への移行期といわれた時代がありました。病院のなかの身近なところでは、液晶のデジタル表示の時計や体重計、体温計、血圧計、さらには血糖測定器までが登場し、いわゆるデジタル製品と呼ばれるものが、それまでのアナログ製品に続々と入れ替わっていきました。あまりメカに強くない私も、当時はあまり深く意味も考えず、「今まで針や目盛りを人為的に読み取っていたのに、ズバッと数字化して明確に表示されるとは、機械の精度が上がったものだ」と単純に考えていました。

糖尿病医療におけるアナログ・デジタル

　デジタル化全盛の当時は「アナログ人間」という表現が、今の「ガラパゴス化」のように、古い人間、時代遅れの人間のような誤った扱いを受けていました。しかし、アナログはデジタルの対比語ではありますが、まったくの反対語ではなく、当初は「デジタル派とアナログ派」といって、必ずしも「アナログ」がすべて古いものではなく、デジタル表現とは異なった表現として確固とした存在感を残しており、嗜好としてアナログを好む人も比較的多くいました（確かに、新しいものについていけなくて、取り残された古い人が含まれていたのも事実ですが）。

　さて、話を糖尿病に戻しますが、人間も含めて自然界にあるもの、出来事は基本的にはすべてアナログで、連続的な変化をします。血糖値を見ても100mg/dLから140mg/dLに変化するときには、当然連続的な曲線として変化します。血糖測定器で測定すると、そのときどきのポイントの血糖値として離散的な数値の一部がわかりますが、いくら回数を増やしても連続した曲線にはなりません。ほかの検査値もそうですし、年齢などの時間軸も本来はアナログの連続曲線です。個々の患者さんのなかの多くのデータ、さらにそ

れらを統合した多くの患者さんのデータを処理するには、そのアナログデータをデジタル化すると計算処理しやすくなり、非常に便利で有用です。最近の科学的根拠の主流である統計学的解析では、離散値での処理が必須です。しかも、精度の高い多くの離散値で得た情報は、統計学的処理で近似曲線としてアナログ的な再現も可能です。

　しかし、いくら近似曲線で表示されようとも、デジタルデータはあくまでも離散値であって、人の体のなかで起こっているアナログ的な連続性を完全に再現できるわけではありません。RCTなどで一つの群として扱われている100人、1,000人の患者さんのデータも、その内訳はアナログの連続性のある分布をしているはずです。そのアナログこそが、人間本来の姿であるという捉え方は、決して失ってはいけないと思います。

デジタルからアナログへ

　最近、音楽の世界では「デジタルのCDよりも、アナログのレコード盤やカセットテープの音質のほうが温かみ、やわらかみがあってよい」という人が増えてきていると、話題になっています。しかし医療に関しては、今さら懐古的なアナログデータを入れる必要もないし、また入る余地もないと思われています。しかし、デジタル化は情報処理の一つのツールにすぎません。個々の患者さんがもっている、あるいはその体のなかで起こっていることのほとんどはアナログ事象で、それをデジタルデータとして処理をすると、どうしても多少の誤差が生じます。

　たとえば、ある群の人々のあるデータが「1.0、1.1、1.2……2.0、2.1……」と連続していた場合、デジタルデータでは原則として1.0か2.0のいずれかに振り分けられることになります。それはごくわずかな誤差ですので、その誤差が、治療やその後の経過に影響する可能性はほとんどないと考えられています。しかし、そのときに、「1.5や1.8、2.2や2.4の人も2.0に含まれているのだ」ということを承知しているのと、「そんな人はいなくて、すべて2.0の人なのだ」と考えているのとでは、現場での対応が変わることも少なからず出てきます。現場のスタッフはそのことを、つまりデジタル化した情報と

は、現実のアナログ情報を一定の条件で近似値の離散値として置き換えたものであるということを、十分理解しておくことが必要です。

　統計処理されて得られた科学的根拠のほとんどは、デジタルデータからです。そこで示された内容が現場でのリアルワールドで受ける印象と異なっており、違和感を覚える要因の一つには、この誤差が関与していることも考えられます。デジタル化の精度が向上していけばいくほど、折れ線グラフが破線グラフ、さらには推計ではありますがアナログ同様の連続量の曲線グラフの近似表示が可能になってきています。つまり、より精度の高いデジタルデータは、アナログとの誤差がほとんどなくなっていくはずです。

　医療の世界では、懐古的や嗜好的なアナログ化ではなく、デジタルがさらに進化した形でのアナログ化、つまり「かぎりなくアナログに近いデジタルデータの集積」が望まれます。つまり、デジタル化の誤差を少しでも小さくするには、アナログの一例一例のデータを拾い上げ、全例をチェックするくらいの多くのデータを集積することで可能になります。そのためには現場のわれわれスタッフの協力は欠かせません。

AI導入時代のAIとの共存に関して

　これまた部外者の私からみると、ニュースや書籍で紹介されている人工知能（artificial intelligence；AI）の進歩は驚愕の一語に尽きます。チェスから囲碁、つい最近では将棋においても、AIがプロ棋士を打ち負かしたという記事に触れると、感銘とともに畏怖の念を禁じえません。

　医療の世界でも、糖尿病にかぎらずビッグデータ、メガデータを集積し、それをさまざまに活用する方向へ大きく向かっています。その進歩の弊害はさておき、恩恵だけを考えると、医療の現場の光景はこれからはさらに激変すると思われます。精度の高いEBMのデジタルデータ、メガデータを入力しておけば、病気の診断・治療の大きな方向性に関しては、秒単位で回答が得られるでしょう。EBMで示されていない経験豊富な専門医のコンセンサスや、一例一例の報告のデータも入力しておけば、まず過去に経験した症例に関しては、分単位で結論が得られます。今まで、長年医師が培ってきたと自

負する知識や経験は、すべてその機械のなかに入っており、専門医であって
も非専門医であっても、場合によっては高校生や中学生でも、簡単に情報を
得られます。

　極端な話、対話型コンピュータで患者さんが問診情報を提供し、医療用チ
ップから検査データを取り込んで相談すれば治療は可能で、医師は不要とい
うことにもなりかねません。「そんな馬鹿なことはありえない！」という医師
は、上記とは違った診療をしている医師なのだとは思いますが、さてどこが
違うのでしょうか？

・糖尿病の知識？－もちろんコンピュータのほうが上です。

・診療の経験？－もちろんコンピュータのデータのほうが多いです。

・患者さんの信頼？－最近「先生はパソコンばかり見て、自分の顔を見てく
　れない」という声をよく聞きます。

・臨機応変性？－ガイドラインと違う治療をどれだけ自信をもってできるで
　しょうか？

　手術用ロボットも、当初は不安視されましたが、医師の技量とロボットの
利点が両方活かされることで、今や「神の手」の次に信頼を得ています。糖
尿病の領域で、ロボット以上の信頼を得られる自信は、どれだけあるでしょ
うか？ 臨機応変な対応にしても、過去のベテランの対応がすべてインプット
されていたら、どうでしょうか？

ヒューマニティを磨く

　別に若い先生やスタッフに意地悪をしているわけではありません。過去も
そうですが、これからの医療も、科学の進歩の利点はどんどん取り入れて、
新たな診療を構築していくことが必要です。「まだまだ機械なんかには負けて
いない」と、今の段階で喜んでタカをくくっているようではだめです。ロボ
ットやコンピュータが進歩したら、それに対抗するのではなく、それに任せ
るところは任せて、楽になった分で、患者さんのためになる新たなことを探
求し、提供する姿勢を忘れないことです。

　AIはさらに急速な進歩を遂げており、今では「深層学習」といって、プロ

グラム後に自分で学習して進化していくそうです。その段階ではもはやプログラムした人間の手を離れ、独自の思考回路（計算回路）で考え、その内容はプログラムした人間にもわからないという話で、素人目にはかなり恐ろしさも禁じえません。それでもAIの進歩は留まるところを知らずに進化しつづけます。

　オックスフォード大学の研究では、今後AIに置き換わっていく職業がリストアップされています。そのなかで、AIでの代用が困難な業務の一つにマネジメント業務が入っています。糖尿病の領域で、AIとの共存時代に必要なスキルは、前述したチームをコーディネート、コンダクトするスキルだと思っています。それと、糖尿病の療養指導に必要なスキルとしてあげた3番目、今のところAIにはないヒューマニティにも、さらに磨きをかけてください。

　AIが囲碁や将棋で「負けて悔しい」「勝ってうれしい」とは思わないでしょう。AIに正しい判断はできますが、正しいことが患者さんにとって優しいことか、楽しいことかは別の問題です。そこのところを、皆さんのヒューマニティで是非コーディネートしてください。

| おわりに | # Dr. サトーからのプレゼント
ピンチをチャンスに変える心得 7ヶ条 |

QOL という言葉

　今さらこんなことをいうのもはばかられるのですが、Dr. サトーは、実は QOL（quality of life；生活の質）という言葉が苦手です。40 年近く前、Dr. サトーが医師になったころから、医療の分野で QOL という言葉が一般化してきたように思います。その後、医療以外のさまざまな分野でも、quality（質）という言葉だけが独立して広く日常語として使われるようになりましたが、やはり現在でも QOL という言葉は苦手です。苦手というよりは、QOL の意味が、自分ではいまだ明確に消化しきれていないのかもしれません。

　当初は、life には quantity（量）と quality（質）があり、侵襲のある手術や副作用の強い化学療法で、ただ寿命を延ばすような quantity（量）だけの治療を考えるより、たとえ寿命（quantity）は多少短くても、苦痛が緩和され安らかな生活ができる時間を延ばそうという選択肢があってよいのでは、という理解でした。もちろん量も質も両方得ようと、よくばって治療をするのが医療者のつねですが、実際にそれが叶わないときの究極の選択でした。

　がん医療ではかなり早い時期から QOL を重視し、二者択一ではなく、QOL を損ねない範囲で治療をできるかぎり施行する二者並列の治療が目指されていますが、個々の臨床現場ではいまだ十分適用されているとはいえないと思います。かなり以前に有名な映画俳優が「手術や治療で声が出なくなるのなら治療を受けない」と明言し、亡くなりました。当時は大きな波紋を呼び、一般の人々も手術や死に対して考えるきっかけになったと思います。

　このときにも Dr. サトーは、医療者側の考える QOL と患者さん側が考える

QOLに、大きなずれがあるのを改めて感じました。医療者側は患者さんのQOLを考慮して治療を提供しているつもりなのですが、QOLというのはもともと個々の患者さんが独自に保有しており、感じている患者さん固有のものですので、当然一律ではありません。まさに千差万別で、同じ人でもそのときの環境、時間経過で変化していきます。

糖尿病患者さんのQOL

ガイドラインでも、糖尿病の治療の目標として大きく「健康な人と変わらない日常生活の質（QOL）の維持、健康な人と変わらない寿命の確保」と掲げられています。つまり、当然のようにquantity（量）とquality（質）の両方を得ようとしています。ほとんどの医療者は、quantity（量）を追求するのはさほど迷うことはないと思います。しかし当時、自身のQOLを問われたとしても必ずしも明快に答えられないDr. サトーは、患者さんのQOLを考慮して治療を選択している自分に対して、つねに矛盾を感じていました。その矛盾が、QOLという言葉を苦手としていた大きな理由かもしれません。さらに、個々の患者さん固有のものであるはずのQOLなのに、「健康な人と変わらないQOL」なんていわれたら、ますます戸惑うばかりでした。

食事療法が困難な人に厳格な食事指導を行い、運動が苦手な人に運動療法を推奨し、インスリンをいやがる人に説得してインスリン注射を導入するという、どう考えても健康な人には縁遠い介入を行いつつ、健康な人と変わりないQOLを維持するなんて、「これはとうてい無理だ」と、はなから決めつけていました。それでも「介入することで合併症が防げる、あるいは合併症の進展を最小限に食い止めることができる」というエビデンスのもと、介入を続けていました。「この介入で、合併症が出たときに損なわれるであろうさまざまなQOLの低下を防いでいるのだ」と自身にいいきかせるように、さらに介入そのものが苦痛にならないように工夫しながら、患者さんの療養指導を続けてきたというのが実情でした。

しかし、療養指導を続けていくうちに、自身の想像をはるかに超える多く

の患者さんに遭遇するようになりました。治療をきっちりと継続して良好な
コントロールを維持している人だけでなく、治療は自分なりに調整している
けれどコントロールがそこそこの人、治療はいい加減でコントロールもよく
なってこない人……まさに十人十色、千差万別ですが、そのほとんどの人が
自分なりのQOLを維持しており、さらにその向上を心がけていたのでした。
そして、必ずしも糖尿病のコントロール（少なくともHbA1c）とQOLは、関
連しないケースも多いということも経験してきました。医療者側が治療を提
供し、ましてQOLまで担保するというのは、まことにおこがましいかぎりで
あるということを改めて知りました。つまり、医療者にとって病院で接する
患者さんとの話題は当然糖尿病が中心ですが、患者さんにとって、糖尿病は
単に生活の一部にしかすぎないこと、医療者にとって日常の空間である病院
も、患者さんにとっては日常生活からかけ離れた特殊な空間であることです。

　結果としてDr. サトーがやってきたことは、できるだけ患者さんの話を聞
き、できるだけ患者さんの生活を知り、できるだけ患者さんの価値観に寄り
添うことでした。もちろんこれは、なにもDr. サトーが独自に考えてやった
ことではなく、師匠、先輩、他職種、患者さんから直接学び、身についたも
のです。時代背景としても、糖尿病療養指導が一方通行的な糖尿病教育・自
己管理指導から自己管理サポートへと移行し、コンプライアンスモデルから
エンパワメントモデルへと変化していった時代でした。

冒頭の心得7ヶ条について

　今回、『糖尿病ケア』誌での過去の連載を再編集する企画をもらい、改めて
過去の文章を読みました。やはり稚拙な内容で恥ずかしいかぎりですが、こ
のなかから少しでもこれからの人たちに伝えるべきものが残せたらと思い、
編集や構成に関して、いくつもの無理をお願いしました。

　冒頭の心得7ヶ条は、科学的な知見や教育・心理学的な技法の解説はまっ
たく含まれておらず、あくまでも医師を含めた医療スタッフが、糖尿病患者
さんにかかわるときの基本的な姿勢として記しました。心得ですから、単に

覚えて暗記するものではなく、つねに心にとどめておき、いつでも取り出せる状態で身につけておいてほしいマナー、身だしなみのような項目です。

　さらにこれは、実はスタッフだけではなく、患者さんの心にもとどめておいてほしい心得なのです。糖尿病の長い療養生活のなかで、患者さんもさまざまな難関や障壁に遭遇します。糖尿病の診断を受けたとき、治療の経過中、合併症の出現時、職場や家庭の社会的な環境の変化時など、ときには心折れ、打ちひしがれて逃げ出したくなることも少なくありません。そんなときに患者さんのQOLを維持し、向上させるのに、この7ヶ条はきっと役に立つはずです。ですから、皆さんもこの心得を取得したら、それを一つずつ、そのときどきでよいので、患者さんに伝授してあげてください。きっと、患者さんも皆さんと同じ目線で前向きに療養に向き合っていけるはずです。

　今から10年以上前から、欧米では糖尿病の自己管理の教育とサポートのNational Standardsを定期的に公表しています。そのなかに「糖尿病の療養指導（原文ではDSME [diabetes self-management education and support]）は、つねに時代とともに変化し流動的」と記されています。ですから、スタッフもつねにその流れをつかみ進歩すること、つまり「thinking education」が望まれています。さらに目指すところは「CQI（continuous quality improvement）」、つまり患者さんのqualityを継続的に改善していくことにあります。このCQIという言葉に出会い、また自身もそれなりに年を重ねることで、最近ではDr. サトーも、QOLらしきものを朧気ながらに感じることができるようになりました。

　qualityというのは、もちろんquantityのように数えたり量ったりできないもので、そして流動的でつねに変化し、さらにそのqualityを実感し、評価できるのは、その人しかいないのです。

＊　　　　＊　　　　＊　　　　＊

　今回、この本の編集、執筆に携わるなかで、40年近く糖尿病患者さんの診療にかかわってきたDr. サトーが、実は多くの患者さんやスタッフから、素晴らしいQOLを与えてもらっていたことを痛感しました。この拙著を、これ

までお世話になった多くの方々への感謝とお礼の書として記すとともに、現在、そしてこれから糖尿病の療養指導に携わる多くのスタッフへの「ピンチをチャンスに変えるプレゼント」にすることができれば幸甚です。

　最後に、実はこの企画をお受けして2年近くが経過していますが、このあいだ、ときには半年以上も休眠するなどわがまま放題の著者に、本当に辛抱強く付き合い、見守ってくださったメディカ出版編集局の富園千夏さん、西川雅子さんに、感謝とともに厚く御礼を申し上げます。

　2018年8月

佐藤利彦

Index

数字・欧文

3つのR …………………………… 126
DPC …………………………… 110
EBM …………………………… 17, 181
legacy effect ………………… 192
metabolic memory …………… 192
PLC …………………………… 27
SMBGの呪縛 ………………… 156

あ行

アジャストメント ……………… 166
アルゴリズム …………………… 166
インスリン拮抗ホルモン ………… 163
インスリン抗体 ………………… 162
運動療法 ………………………… 139
エンパワメント ………………… 13
落とし穴作戦 ………… 84, 103, 133

か行

家庭でのサポート ……………… 39
カーボカウント ………………… 135
がん ……………………………… 144
傾聴 ……………………………… 23
高齢者糖尿病 …………………… 180

さ行

サプリメント …………………… 94
受容の心理プロセス …………… 68

スライディングスケール ………… 163
責任インスリン ………………… 165

た行

足し算の医学 …………………… 195
チーム医療 ………………… 116, 216
治療契約 ………………………… 129
治療中断 ………………………… 58
低インスリンダイエット ………… 135
低血糖 …………………………… 148
てこずり症例 …………………… 70
糖尿病教室 ……………………… 36

は行

バイアス ………………………… 185
引き算の医学 …………………… 197
ヒューマニティ ………………… 19
副作用 …………………………… 142
プロフェッショナル …………… 118
補正 ……………………………… 166
ポリファーマシー ……………… 184

ま行

待ち伏せ作戦 ……………… 103, 133
民間療法 ………………………… 94
メラビアンの法則 ……………… 125

ら行

ラポール ………………………… 79

著者紹介

佐藤利彦（さとうとしひこ）
夕陽ヶ丘 佐藤クリニック 院長

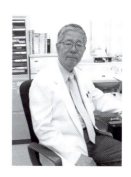

1953年8月19日生
1972年　大阪府立高津高等学校卒業
1979年　大阪市立大学医学部卒業
　　　　大阪市立大学医学部第二内科（和田正久教授）入局
1993年　和泉市立病院、大阪市立城北市民病院、大阪市立桃山市民病院を経て
　　　　大阪市立総合医療センター内科へ
2000年　大阪市立総合医療センター代謝・内分泌内科部長
2007年　大阪市立北市民病院副院長
2009年　大阪市立総合医療センター糖尿病センター部長兼務
2010年　夕陽ヶ丘 佐藤クリニック院長　現在に至る

［資格］
日本内科学会 認定内科医
日本糖尿病学会 専門医
日本糖尿病学会 研修指導医

本書は小社刊行の雑誌『糖尿病ケア』2004年1号（1巻1号）〜2007年12号（4巻12号）連載「療養指導はピンチがチャンス チャンスがピンチ」および2008年4号（5巻4号）〜2010年12号（7巻12号）連載「Dr.サトーがアドバイス！療養指導おなやみ解決塾」をまとめて加筆・修正し、単行本化したものです。

Dr.サトーの糖尿病療養指導
心得7ヶ条
ーピンチをチャンスに変える珠玉の贈り物

2018年11月10日発行　第1版第1刷

著　者　佐藤 利彦

発行者　長谷川 素美

発行所　株式会社メディカ出版
　　　　〒532-8588
　　　　大阪市淀川区宮原3-4-30
　　　　ニッセイ新大阪ビル16F
　　　　https://www.medica.co.jp/

編集担当　富園千夏／西川雅子
編集協力　髙島美穂
装　　幀　創基 市川竜
組　　版　稲田みゆき
印刷・製本　株式会社廣済堂

Ⓒ Toshihiko SATO, 2018

本書の複製権・翻訳権・翻案権・上映権・譲渡権・公衆送信権（送信可能化権を含む）は、（株）メディカ出版が保有します。

ISBN978-4-8404-6588-5　　Printed and bound in Japan

当社出版物に関する各種お問い合わせ先（受付時間：平日9：00〜17：00）
●編集内容については、編集局 06-6398-5048
●ご注文・不良品（乱丁・落丁）については、お客様センター 0120-276-591
●付属の CD-ROM、DVD、ダウンロードの動作不具合などについては、
　　　　　　　　　　　　　　　　　　デジタル助っ人サービス 0120-276-592